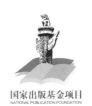

国家出版基金项目
NATIONAL PUBLICATION FOUNDATION

「十三五」国家重点图书出版规划项目

中医古籍名家点评丛书

总主编 ◎ 吴少祯

清·尤 怡 ◎ 著

史马广寒 ◎ 点评

医学读书记

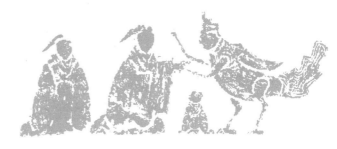

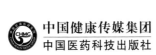中国健康传媒集团
中国医药科技出版社

图书在版编目（CIP）数据

医学读书记／（清）尤怡著；史马广寒点评 . —北京：中国医药科技出版社，2021.6

（中医古籍名家点评丛书）

ISBN 978 - 7 - 5214 - 2498 - 0

Ⅰ.①医…　Ⅱ.①尤…②史…　Ⅲ.①医论 - 中国 - 清代　Ⅳ.①R2 - 53

中国版本图书馆 CIP 数据核字（2021）第 097877 号

美术编辑　陈君杞
版式设计　南博文化

出版　**中国健康传媒集团**｜**中国医药科技出版社**

地址　北京市海淀区文慧园北路甲 22 号

邮编　100082

电话　发行：010 - 62227427　邮购：010 - 62236938

网址　www.cmstp.com

规格　710×1000mm $^1/_{16}$

印张　6 $^1/_4$

字数　84 千字

版次　2021 年 6 月第 1 版

印次　2021 年 6 月第 1 次印刷

印刷　三河市万龙印装有限公司

经销　全国各地新华书店

书号　ISBN 978 - 7 - 5214 - 2498 - 0

定价　**19.00 元**

获取新书信息、投稿、为图书纠错，请扫码联系我们。

《中医古籍名家点评丛书》
编委会

出版者的话

　　中医药是中国优秀传统文化的重要组成部分之一。中医药古籍中蕴藏着历代名家的思维智慧与实践经验。温故而知新，熟读精研中医古籍是当代中医继承、创新的基石。新中国成立以来，中医界对古籍整理工作十分重视，因此在经典、重点中医古籍的校勘注释，常用、实用中医古籍的遴选、整理等方面，成果斐然。这些工作在帮助读者精选版本、校准文字、读懂原文方面发挥了良好的作用。

　　习总书记指示，要"切实把中医药这一祖先留给我们的宝贵财富继承好、发展好、利用好"，从而对弘扬中医药学、更进一步继承利用好中医药古籍提出了更高的要求。为此我们策划组织了《中医古籍名家点评丛书》，试图在前人整理工作的基础上，通过名家点评的方式，更进一步凸显中医古代要籍的学术精华，为现代中医药的发展提供借鉴。

　　本丛书遴选历代名医名著百余种，分批出版。所收医药书多为传世、实用，且在校勘整理方面已比较成熟的中医古籍。其中包括常用经典著作、历代各科名著，以及古今临证、案头常备的中医读物。本丛书致力于将现有相关的最新研究成果集于一体，使之具备版本精良、校勘细致、内容实用、点评精深的特点。

参与点评的学者，多为对所点评古籍研究有素的专家。他们学验俱丰，或精于临床，或文献功底深厚，均熟谙该古籍所涉学术领域的整体状况，又对其书内容精要揣摩日久，多有心得。本丛书的"点评"，并非单一的内容提要、词语注释、串讲阐发，而是抓住书中的主旨精论、蕴含深义、疑惑谬误之处，予以点拨评议，或考证比勘，溯源寻流。由于点评学者各有专擅，因此点评的形式风格也或有不同。但其共同之点是有益于读者掌握、鉴识所论医籍或名家的学术精华，领会临床运用关键点，解疑破惑，举一反三，启迪后人，不断创新。

　　我们对中医药古籍点评工作还在不断探索之中，本丛书可能会有诸多不足之处，亟盼中医各科专家及广大读者给予批评指正。

中国医药科技出版社

2017年8月

余序

　　作为毕生研读整理、编纂古今中医临床文献的一员，前不久，我有幸看到张同君编审和全国诸多相关教授专家们合作编撰《中医古籍名家点评丛书》的部分样稿。感到他们在总体设计、精选医籍、订正校注，特别是名家点评等方面卓有建树，并能将这些名著和近现代相关研究成果予以提示说明，使古籍的整理探索深研，呈现了崭新的面貌。我认为这部丛书不但能让读者系统、全面地传承优秀文化，而且有利于加强对丛书所选名著学验主旨的认识。

　　在我国优秀、靓丽的文化中，岐黄医学的软实力十分强劲。特别是名著中的学术经验，是体现"医道"最关键的文字表述。

　　《礼记·中庸》说："道也者，不可须臾离也。"清代徽州名儒程瑶田说："文存则道存，道存则教存。"这部丛书在很大程度上，使医道和医教获得较为集中的"文存"。丛书的多位编集者在精选名著的基础上，着重"点评"，让读者认识到中医药学是我国优秀传统文化中的瑰宝，有利于读者在系统、全面的传承中，予以创新、发展。

　　清代名医程芝田在《医约》中曾说："百艺之中，惟医最难。"特别是在一万多种古籍中选取精品，有一定难度。但清代造诣精深的名医尤在泾在《医学读书记》中告诫读者说："盖未有不师古而有济于今者，亦未有言之无文而能行之远者。"这套丛书的"师古济今"十分昭著。中国医药科技出版社重视此编的刊行，使读者如获宝璐，今将上述感言以为序。

中国中医科学院

余瀛鳌

2017年8月

目录 | Contents

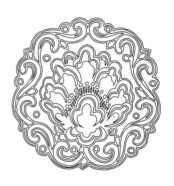

续 记 ·············· 62

《医学读书记》成书于乾隆四年（1739），为清代名医尤怡所著。分上、中、下3卷，上卷阐释《内经》《难经》《针灸甲乙经》诸经心得，中卷探讨《伤寒论》《金匮要略》临床所得，下卷评判宋、元、明、清诸家之言。另有续记22则、《静香楼医案》31条。该书为尤怡晚年作品，为其毕生学医、行医之心得，问世后后世医家推崇备至，至今对学习中医者仍有较大的参考价值。

一、成书背景

尤怡（1650—1749），字在泾，号拙吾，又号饲鹤山人，长洲（今江苏省吴县）人。青年时，师从明末名医李中梓的再传弟子马元仪。马氏医术名重一时，倾心授术于尤怡，曾言："吾今日得一人（尤在泾），胜得千万人。"尤怡晚年学术造诣更加深厚，治疗病人常获奇效，声名广著，登门求医者极众。然，尤怡天性沉静恬淡，不喜名利，于花溪隐居，自号饲鹤山人。闲暇之时便读书弄花，养鹤观鱼，自为娱乐。数十年读书与临证的沉淀，使尤怡对《内经》《难经》颇有所悟；而对《伤寒论》《金匮要略》研之尤精；加之对宋、元、明、清诸家医论的评析取舍，遂有《医学读书记》问世。该书付梓刊行后深受业医者推崇。唐大烈在《吴医汇讲·自序》中称："《印草记》识元仪临证之慎重，《读书记》知在泾学业之深沉。"该书被鲍晟于光绪十四年（1888）重校刊刻，流传更为广泛。

二、主要学术思想

尤怡毕生研习仲景学说，执《伤寒论》错简重订说，著《伤寒贯珠集》8 卷，另著《金匮要略心典》2 卷、《金匮翼》8 卷。晚年，撮纂《医学读书记》《静香楼医案》等，阐经典之古训、抒平生之所得。其学术特点于书中所示，可分为 4 点：

1. 伤寒六经分证明晰

尤氏列各经之变治法，使病机进退微权，各有法以为辨。除正治法外，太阳病有权变法、斡旋法、救逆法、类病法，阳明病有明辨法、杂治法，少阳病有权变法，太阴病有脏病法、经病法、经脏俱病法，少阴病、厥阴病有温法、清法。其中少阴、厥阴用温、清两法，对后世医家有颇多影响。尤氏细化病机而不依常规，分证明晰而各有所依，使学者先学其法再遣方药。

他对方、喻二家所提出的风伤卫、寒伤营学说补正，指出应以有汗、无汗辨别麻黄、桂枝，不必执着于以营卫的虚实来区分伤寒与中风。同时指出："仲景卫强营弱之说，不过发明所以发热汗出之故。后人不察，遂有风并于卫，卫实而营虚；寒中于营，营实而卫虚之辨。不知邪气之来，自皮毛而至肌肉，无论中风、伤寒，未有不及于卫者，甚者乃并伤于营耳！郭白云所谓涉卫中营者是也。"提纲挈领，调理通达，不囿古人，颇有见地。故有章太炎评赞："分擘条理，莫如吴之尤在泾"。

2. 遣方用药严格配伍

尤氏把遣方用药看作辨证论治过程中非常重要的一环，反对数味中药简单罗列，反对无重点、无组织的见症付药，认为遣方用药需经辨证、立法、择方、选药 4 步，全面考虑，综合分析，深入推敲，方可完成。尤氏制定方剂"依法统方"，以八法为根本，以实情来具化，相互配合，灵活多变。组方配伍遵从"君臣佐使"，配伍严谨，主从有序。除了根据具体情况制定新方剂外，尤氏在多数情况下选择使用已有的方剂，在"谨守病机"的基础上使方证合宜，效果良验。对已有方剂的效验体会，该书的记述中亦处处可见。

3. 辨证注重升降浮沉

尤氏曾言："《易》曰：天道下济而光明，地道卑而上行，故上下升降而气乃和。古人制方用药，一本升降浮沉之理，不拘寒热补泻之迹者，宋元以来，东垣一人而已。"临床病证多有涉及阴阳升降失常的问题，尤氏根据人体病位的上下表里不同和病机气机上逆与下陷的差异，整体辨证，分清因果，联系脏腑，采取调和升降、调和开合的不同治法，应用升降浮沉的方药，使之升降调和，气化归常。这些特点，在本书的读书记和医案中都多有体现。

4. 学术主张寒温统一

宋代已降，门户分立，寒温相争，"丹溪、景岳各成一说"，寒凉、温热交替极端。然尤氏认为丹溪护阴的"气有余便是火""阴虚则病，阴绝则死"与景岳固阳的"气不足便是寒""阳虚则病，阳脱则死"的观点皆为有所见而发，并无本质对立，而是共存互补。指出滋阴泻火与温补肾阳各有所宜，不能偏爱、偏废，总宜因证而施，滋阴温补可以统一于辨证论治之中。

此外，本书勘正了一些医家、注本有违经旨的认识，多次指出了其"之误"之处。

三、学习要点

1. 训诂与解经结合

本书既为读书之心得，则必有经典之阐释发挥。阐释经典则必然离不开训诂，正如王冰所述："葳谋虽属乎生知，标格亦资于诂训，未尝有行不由径，出不由户者也。"本书卷上"《灵》《素》不同"。

"《素问》传写之误""《甲乙》之误""王注之误",及《卷中》"简误"均为训诂与解经并行之作,学习时一定先有训诂的正确,然后才有经典的理解正确,故应关注尤氏的训诂材料和论述逻辑。然尤氏亦有失训之处,如卷上"四气"中肾气独沉的相关论述(点评时已指出),学者仍需谨慎深入,方臻理要。

2. 旧说与新论比较

经过数十年的理论研习和临证实践,尤怡提出了不少新观点,尤其于《伤寒论》《金匮要略》之中,颇能打破窠臼,另辟蹊径。如卷中"风寒营卫之辨"指出"学者但当分病证之有汗、无汗,以严麻黄、桂枝之用,不必执营卫之孰虚孰实,以证伤寒、中风之殊。且无汗为表实,何云卫虚?麻黄之去实,宁独遗卫?能不胶于俗说者,斯为豪杰之士。"又提出寒邪六经俱受,不必定自太阳,以脏腑经络气化学说相结合的方式来阐释六经实质,创立了六经皆能感受寒邪的理论,对经方有独特的认识。学者需以经典原文为本,结合新论旧说,一以贯之,方能正确取舍,不可断章取义,牵强附会。

3. 医论与医案参研

中医一科,最难研习者无非理论之用于临证。医论描述皆为主观之感,文字之语,无西医学影像之辅助。所以学者无论记诵多熟,临证依旧茫然。唯有言传身教的师授方能架起理论与临证的桥梁。然而时空不可穿越,地域常成阻碍,自古良策钟情私淑,然私淑者必本医案。一则好的医案,往往涵盖了医者的诊疗过程、辨证思维、经验教训,为我们感悟医理、研习操作提供宝贵的经验和方法。本书除读书记外,另有精选医案31首,颇能体现尤氏毕生之学,不可因其附于篇尾而轻视之。

史马广寒
2020 年 9 月

徐序

　　文中子云：医者，意也；药者，瀹也。谓先通其意，而后用药物以疏瀹之也。善哉言乎理在是矣，而意之通实难。泥一成之见，而欲强人之病以就吾说，其患在固执；好作聪明，而不穷究乎古人之成书，是犹兵家之废阵图，法吏之废律令也，其患在不学。由前之说，在不能用意；由后之说，在误于用意。夫然以不学之人，与不通不识，而又炽以忮同列，竞名利之心，以此用药，其不致抱薪而救火，持水而投石者几何哉！语云：学书纸费，学医人费，盖为此也。尤君在泾，读书好古士也，而肆其力于医，于轩岐以下诸书，靡昕夕寒暑，穿穴几遍，而以己意条贯之。其间凡有所得，笔之于书，日月既多，卷帙略定。辨五行之生克，察四气之温严，审人事之阴阳虚实，与夫药性之君臣佐使。凡成书之沿误者，厘而正之；古人纷纭聚讼者，折而衷之。夫惟多读古人之书，斯能善用古人之书，不误于用意，亦不泥于用意，于长沙氏之旨，庶几得之，可谓通其意矣。抑吾观太史公之传扁鹊也，云长桑君以禁方尽与之，忽然不见，后遂能生死人，其说近于鬼物，其人不可再得；而其传淳于意也，谓得禁方于公乘阳庆，传黄帝扁鹊脉书五色诊病，是多读书而通于意者。扁鹊吾不得而见之矣，得见如淳于意者斯可矣。尤君之学不知于古人何如，然多读书而通以意，是闻古人之风而兴起者，由此书以治病，当不贻讥于人费也夫！

乾隆四年己未春三月松陵徐大椿灵胎叙

【点评】读书在于用书，用书在于融会贯通，鉴各家之长短，参临证之得失，而获一己之作。"徐序"评尤氏此书"不贻讥于人费"，诚哉！

鲍序 ⬤

　　昔陶元亮自言，好读书，不求甚解，每有会意，便忻然忘食。昌黎进学解则云：记事者其要，积诚生悟。古今人不相远也，即医学亦何独不然。吾郡尤在泾先生，读书好古君子也，键户潜修，不慕荣利，沉酣典籍，更邃于医。其所着《伤寒贯珠集》《金匮心典》《金匮翼》诸书，皆能阐灵兰之秘，接长沙之源；吸英吐华，锻年炼月，出其余蕴，成《读书记》，简而精，微而显，引而伸之，触类而长之，其足以嘉惠后学人，法乳所溉，瓣香到今。夫稚川之论名医胚胎良史，贞白之撰别录，辅翼本经。方之古人，殆不多让，无惑乎烬余之简，历久弥新，径寸之函，先睹为快。吾友谢君桂生，多学而精医理，尤氏诸书，尤其服膺而深有得者，慨是书锓版无存，借录易舛，详加校正，付剞劂氏，俾稽古之士，读是记而并读先生全书，读全书而更能融贯古人之书，诚快事也。至先生文学德望，则诸书序文及家传具存，传中曾述先生句云：病来希逸春无分，老至渊明酒已捐，椰瓢松尘，挥洒自如，盖有出尘之胸襟，乃有济世之神术，彼挟名利之见者，讵可同日而语耶！抑闻之抱朴子读道德五千言，谓当一字一拜。吾尤愿读是记者，字字深思，时时玩索，忻忻然意有所会，陶陶然乐自无涯。秋水空明，则养生之妙谛也；春风和蔼，则活人之真诠也。

嘻！微先生吾谁与归？

光绪十四年冬月后学鲍晟谨识

【点评】儒家"三立"为明清诸医所追求。鲍序称尤氏诸书堪为后世立言，其医技救人堪称立功于世，抒平生之绝学，耀古照今，可谓立德万世矣！

阳气阴气

阳气者，精则养神，柔则养筋。盖阳之精如日，光明洞达，故养神；阳之柔如春景和畅，故养筋。

日月之行，不违其道；枢机之运，不离其位；阳气之动，不失其所。故曰：欲如运枢，起居如惊，神气乃浮。又曰：阳气者，若天与日，失其所则折寿而不彰。

阳气，天气也；阴气，地气也。天气不治，则地气上干矣。故曰：阳气者闭塞，地气者冒明。云雾出于地，而雨露降于天。地气不治，则天气不化矣。故曰：云雾不精，则上应白露不下。盖天地阴阳，本出一气，阳失则阴不能独成，阴失则阳不能独化，自然之道也。人与天地参，故肺气象天，病则多及二阴；大小肠象地，病则多及上窍。仲景以大黄甘草汤，治食已即吐。丹溪用吐法，治小便不通。岂非有见于此欤？

[点评] 如日之阳为太阳，化气以养神；春景之阳为少阳，温煦而养筋。阳气如日，乃生命之源，寿夭之所在。天地阴阳交通而万物治，气机之升降出入相反相成，互为因果，故有仲景泻法止吐、丹溪吐法通便之治。

四气

春气，少阳初升之气，阳方升而被抑，生气不达，则脏气内败，犹木郁则腐也。故曰：逆春气，则少阳不生，肝气内变。

夏为盛长之气，心为太阳之脏。夏气不长，则心气不充，不充则内空若洞也。故曰：逆夏气，则太阳不长，心气内洞。

秋气应收而反泄，秋真气不敛，燥反乘之，则清肃之化，转为郁燠之化也。故曰：逆秋气，则太阴不收，肺气焦满。焦满，犹烦满也。

冬气应藏而不藏，则少阴之经气不归，而肾中之脏气独沉。左氏所谓乱气张脉，外强中干是也。故曰：逆冬气，则少阴不藏，肾气独沉。

【点评】"独沉"，《甲乙经》卷一《五脏变腧》、《太素》卷二《顺养》并作"浊沉"，当从。"浊"指逆乱，"沉"指下陷。冬季应封藏，逆冬气则肾不藏精，致肾气逆乱下陷。

气相得则和不相得则病

主气，应节候而分布，岁以为常者也；客气，随司天而递迁，六期而复始者也。而主客加临，有相得、不相得之异。如子午年，初之气，主厥阴风木，客太阳寒水；二之气，主少阴君火，客厥阴风木，以水加木，以木加火，母来生子，为相得也；三之气，主少阳相火，客少阴君火；四之气，主太阴湿土，客太阴湿土，以火遇火，以土遇土，主客同气，为相得也；五之气，主阳明燥金，客少阳相火，以火加金，金畏火制，为不相得也；六之气，主太阳寒水，客阳明燥金，以金加水，金能生水，亦相得也。相得则和，不相得则病矣。其有相得而亦病者，如水临金、金临土、土临火之属，以子临母，以下临上，所谓不当位也，故亦病也。然须合岁运强弱而论之。如甲子年岁土太过，三之气为少阴君火，以火加土，则土益旺而无制，是虽相得而不相和也；庚子年岁金太过，五之气少阳相火，以火加金，金有制而反和，是虽不相得，而不为病也。又如水临金、火临木之属，设遇金木不及之运，则金得水而清，木得火而明，虽不当位，亦不病也；水临土、木临火之属，设遇木火太过之运，则土得火而坚，火得木而燔，虽当位，亦病也。更有进者，太过之土，木不能制者，金反得而泄之；不及之木，水不能滋者，火反得而养之。此天地生成之妙也。欲明运气之理者，其可以浅求之耶？

天符岁会

应天为天符，承岁为岁直，三合为治。天，谓司天；岁，谓岁支；曰应、曰承，谓岁运也。司天行天之气，岁支行地之气，岁运行气交之化，三者其气不必皆同，而亦有时而同者。如戊寅、戊申岁，戊为火运，寅、申又为相火，是以岁运而同司天之气，谓之天符。符者，同也，同于天也。如甲辰、甲戌岁，甲为土运，辰、戌又为土，是以岁运而同岁支之气，谓之岁直。直者，值也，值其岁也。又曰岁会，会者，合也，合于岁也。若己丑、己未岁，岁运之土，既同天气，又同岁支，谓之太乙天符，即经所谓三气并合为治也。夫气同者，其化同；其气异者，其化异。化同则有相助为虐之害，化异则有互相克贼之忧。然以不及之运，而得司天岁支之助，则不及之气转为平气，而气反治；若岁运太过，其气已盛，而复得司天、岁支之合，三气并治，其亢而害物，有不可言喻者矣。故曰：中执法者，其病速而危；中行令者，其病徐而持；中贵人者，其病暴而死。

六元正纪

《素问·六元正纪大论》分列六十年运气、病治之纪，统论六气司天在泉之政，可谓详且尽矣。然而验之于事，合之于时，往往不能相符。且也一年之间，九州之内，有东南旱干而西北淫雨者，有西北焦槁而东南大水者，则九州分野，上应九宫，为地气之不齐也。且有宋元丰四年，岁在辛酉，涸流之纪，而河决大水，则气化胜复之异，胡源所谓岁水不及，侮而乘之者土也。土不务德，故以湿胜，寒时则有泉涌河衍，涸流生鱼，其变为骤注，为霖溃，名为少羽，而实与太宫之岁同者是也。是故五运六气之理，不可不知也，亦不易知也。而况古今度数之有差等，天人感召之有休咎。执而泥之，刻舟而求剑者也；废而弃之，亡筌而求鱼者也。非沉潜之士，而具圆机之智者，乌足以误此！

《灵》《素》不同

《六节藏象论》云：心为阳中之太阳，肺为阳中之太阴，肾为阴中之少阴，肝为阳中之少阳。而《灵枢·九针十二原》云：阳中之少阴，肺也；阳中之太阳，心也；阴中之少阳，肝也；阴中之太阴，肾也。按《素》以肝为阳者，言其时；《灵》以肝为阴者，言其脏也。《素》以肺为太阴，肾为少阴者，举其经之名；《灵》以肺为少阴，肾为太阴者，以肺为阴脏而居阳位，肾为阴脏而居阴位也。二经之不同如此。

经脉十二，络脉十五，凡二十七气以上下。所出为井，所溜为荥，所注为输，所过为原，所行为经，所入为合。故《本输》篇云：膀胱出于至阴，为井；溜于通谷，为荥；注于束骨，为输；过于京骨，为原；行于昆仑，为经；入于委中，为合。胆出于窍阴，为井；溜于侠溪，为荥；注于临泣，为输；过于丘墟，为原；行于阳辅，为经；入于阳之陵泉，为合。胃出于厉兑，为井；溜于内庭，为荥；注于陷谷，为输；过于冲阳，为原；行于解溪，为经；入于下陵为合。而《根结》篇云：足太阳根起于至阴，溜于京骨，注于昆仑，入于天柱、飞扬。足少阳根起于窍阴，溜于丘墟，注于阳辅，入于天容。足阳明根起于厉兑，溜于冲阳，注于下陵，入于人迎、丰隆。是以井、荥、输、原、经、合之处，即一经所言，而亦有不同如此。

【点评】《黄帝内经》非一时一人之作，其成书始于战国而终于两汉。不同时代，不同作者，对同一问题有不同认知，故有《灵》《素》之不同。

《素问》传写之误

苍天之气，清净则志意治，顺之则阳气固，虽有贼邪，弗能害也。故圣人传精神，服天气而通神明。按，"传"，当作"专"，言精神专一，则清净弗扰，犹苍天之气也。老子所谓专气致柔；太史公所谓精神专一，动合无形，瞻足万物；班氏所谓专精神以辅天年者是也。若作"传"，与义难通。王注：精神可传，惟圣人得道者乃能尔。予未知精神如何而传也？

"因于寒""因于暑"二节，丹溪重定章句为是。

脉乍疏乍数者死，谓气乱而失常也。又少阳脉至，乍数乍疏，乍短乍长。夫少阳气即未齐，其脉大小不同已耳！何至失其常度耳？按，《扁鹊阴阳法》云：少阳之至，乍小乍大，乍长乍短。夫岂好异而云然哉！

春脉太过，则令人善忘，忽忽眩冒而巅疾。王氏谓"忘"，当作"怒"。是。

解脉令人腰痛，痛而引肩，目䀮䀮然，时遗溲。又云：解脉令人腰痛如引带，常如折腰状，善怒。详本篇备举诸经腰痛，乃独遗带脉，而重出解脉。按带脉起于少腹之侧，季胁之下，环身一周，如束带然。则此所谓腰痛如引带，常如折腰状者，自是带脉为病。云解脉者，传写之误也。

血温身热者死。按，"温"，当作"溢"。夫血寒则凝而不流，热则沸而不宁，温则血之常也。身虽热，何遽至死，惟血既流溢，复见身热，则阳过亢而阴受逼，有不尽不已之势，故死。今人失血之后，转增身热、咳嗽者，往往致死，概可见矣。

立而暑解，治其骸关。"暑解"，当是"骨解"，言骨散堕如解也。"骨"与"暑"相似，传写之误也。

诊法常以平旦，阴气未动，阳气未散，饮食未进，经脉未盛，络脉调匀，气血未乱，故乃可诊有过之脉。按《营卫生会》篇云：平旦阴尽，而阳受气矣。夫阴方尽，何云未动？阳气方受，何云未散？疑是"阳气未动，阴气未散"。"动"谓盛之著，"散"谓衰之极也。

【点评】所谓传写之误，为王冰《素问》之误。本篇对王注的肯定与否定都有理有据，评点到位。关键词的解释也颇多精彩，如"'动'谓盛之著，'散'谓衰之极也"，令人叫绝！

《甲乙》之误

《素问》曰：阴气盛于上则下虚，下虚则腹胀满。又曰：阳气盛于上，则下气重上而邪气逆，逆则阳气乱，阳气乱则不知人。此二段乃岐伯分答黄帝问厥，或令人腹满，或令人昏不知人二语之辞。所谓阴气者，下气也。下气而盛于上，则下反无气矣；无气则不化，故腹胀满也。所谓下气者，即阴气也。阳气上盛，则阴气上奔，阴从阳之义也。邪气亦即阴气，以其失正而上奔，即为邪气。邪气既逆，阳气乃乱。气治则明，乱则昏，故不知人也。《甲乙经》削"阳气盛于上"五字，而增"腹满"二字于"下虚则腹胀满"之下，"则下气重上"之上。林氏云：当从《甲乙》，谓未有阴气盛于上，而又阳气盛于上者。二公并未体认分答语辞，故其言如此，殆所谓习而弗察者耶！

心脉搏坚而长，当病舌卷不能言；其软而散者，当消环自已。按，"搏坚而长"者，太过之脉。心象火，而脉萦舌。心火有余，故病舌卷不能言也。"软而散"者，不足之脉。心者生之本，神之处。心不足则精神为消，如卑慄、遗亡、恐惧之类是也。"环自已"者，言经气以次相传，如环一周，复至其本位，而气自复，病自已也。《诊要经终论》云：刺中心者，环死。义与此同。"环自已"者，经尽气复则生；"环死"者，经尽气绝则死也。《甲乙经》"环"作"渴"，非。

推而外之，内而不外，有心腹积也；推而内之，外而不内，身有热也；下而不上，头项痛也；按之至骨，脉气少者，腰脊痛而身有痹也。《甲乙经》"上而不下"作"下而不上"，"下而不上"作"上而不下"，非。盖"上而不下"者，上盛而下虚，下虚则下无气，故腰足冷；"下而不上"者，有降而无升，不升则上不荣，故头项痛也。经文前二段是有余之病，故受病处脉自著；后二段是不足之病，故当病之处脉反衰。按之至骨而脉气少，为腰脊痛而身有痹者，亦不足之诊也。经文虚实互举，深切诊要，自当从古。

【点评】文理、医理为医籍校勘之根本，或单用，或并行，应视具体情况而取舍。误一从语法修辞角度来训示，误二、误三从医理阐释角度来训示，足见尤氏训诂之功底。最后有余、不足之阐发总结，更见尤氏解经之妙。

王注之误

《素问》曰：味过于苦，脾气不濡，胃气乃厚；味过于辛，经脉沮弛，精神乃央。注云：苦性坚燥，又养脾胃，故脾气不濡，胃气强厚；辛性润泽，散养于筋，故令筋缓脉润，精神长久。按，经云：阴之所生，本在五味；阴之五宫，伤在五味。是以五脏资生于味，而味过反伤五脏。此所谓"脾气不濡，胃气乃厚"者，由脾不能为胃行其津液，而胃亦不能输其精气于脾也。胃不输，脾不行，则津液独滞于胃，而胃乃厚。"厚"，犹滞也，宁强厚之足言哉？"沮"，消沮也。"弛"，懈弛也。由辛散太过，而血气消沮，筋脉懈弛，精气衰及其半也，岂润泽长久之谓哉？以过为正，以伤为益，误矣！误矣！

切脉动静，而视精明。精明者，两目之精光也。注云：明堂左右近目之穴。非是。下文云：精明者，所以视万物，别黑白，审短长。然则非目中之精明而何？

肺脉软而散者，当病灌汗，至令不复散发也。"灌汗"者，汗出淋漓，如以水灌之。谓肺气衰弱，故散而不收也。至秋肺金司令之时，其气自收，其汗自敛，而不复散发也。非寒水灌洗，皮密无汗之谓也。

胃脉沉鼓涩，胃外鼓大，心脉小坚急，皆鬲、偏枯，男子发左，女子发右。不喑、舌转可治，三十日起；其从者喑，三岁死。王注云："从"，谓男子发左，女子发右也。然则经文何必更出"其从者"三字？按，《玉版论要》云：男左为逆，右为从；女子右为逆，左为从。本文盖谓男子发左，女子发右，于法为逆，然不喑、舌转，则受邪轻，故证虽逆，而犹可治；若男子发右，女子发左，于法为从，然喑则受邪重，证虽从，必三岁乃起也，设逆而邪重者，必死不治。从而邪微者，奚待三岁而后起哉？

西北之气，散而寒之；东南之气，收而温之。盖西北寒束于外，而阳聚于内，故宜散而寒；东南阳泄于外，而阴伏于内，故宜收而温。非食冷、食热之谓也。

【点评】仲景《金匮要略》云："邪入于脏，舌即难言。"逆而病轻，则犹可治，30日起。其男子发右，女子发左，是为从者。若喑哑，则从而病重，亦当3岁乃起。

心欲软肾欲坚

心欲软，急食咸以软之；肾欲坚，急食苦以坚之。盖心于象为离，肾于象为坎。坎之明在内，以刚健而行之于外，故欲坚；离之明在外，当柔顺而养之于中，故欲软。软者，必以咸；坚者，必以苦。咸从水化，苦从火化也。夫坎水润下，愈下则陷矣，故以行为尚。《易》曰：行有尚吉，往有功也。离火炎上，愈上则焚矣，故以畜为吉。《易》曰：离利贞亨，畜牝牛吉也。然则所以坚之、软之者，固欲其水上、火下，而成心肾交通之妙软！

【点评】"咸以软之"即以肾水上承心火，使心火不焚；"苦以坚之"即以心火下降肾水，使肾水不陷。心肾相交，水火既济，尤氏此论以水火二脏论软坚之关系。

三阳在头三阴在手

三阳外感，诊在人迎。人迎者，结喉两旁动脉，故曰三阳在头。

三阴内伤，诊在气口。气口即寸口也，故曰三阴在手。

【点评】人迎属足阳明胃经，是足阳明、少阳之会。寸口为手太阴肺经之动脉。

脾气外绝

脉浮大虚者，是脾气之外绝，去胃外归阳明也。言脾虚气下，不为胃行精气，而与大肠驱糟粕也。人有不能食而数便利者，非脾去胃归阳明之故欤！

【点评】脾主升清，胃主降浊，二者相反相成，互助互约，维持气机升降平衡。脾虚则精气不升反降，胃气失约过降而致便数。

劳风

劳风法在肺下。其为病也，强上冥视，唾出若涕，恶风而振寒。治之奈何？曰：以救俯仰，巨阳引精者三日，中年者五日，不精者七日，咳出青黄涕，其状如脓，大如弹丸，从口中或鼻中出，不出则伤肺，伤肺则死矣。读此，可悟伤风不解成痨之故。劳风者，既劳而又受风也。劳则火起于上，而风又乘之，风火相搏，气凑于上，故云法在肺下也。肺主气而司呼吸，风热在肺，其液必结，其气必壅，是以俯仰皆不顺利，故曰当救俯仰也。救俯仰者，即利肺气、散邪气之谓乎？然邪气之散与否，在乎正气之盛与衰。若阳气旺而精气引者，三日、次五日，又次七日，则青黄之涕从咳而出，出则风热俱去，而肺无恙矣。设不出，则风火留积肺中而肺伤，肺伤则喘咳声嘶，渐及五脏，而虚劳之病成矣。今人治劳，日用滋养而不少益者，非以邪气未出之故欤？而久留之邪，补之固无益，清之亦不解，虚劳病之所以难治也。

再按，《脉解》篇云：太阳所谓强上引背者，阳气大上而争，故强上也。劳风之病，火在上而风乘之。风、火皆阳也。风性善行，火性炎上，非所谓阳气大上而争者乎？

【点评】俯仰，多指时间短暂，如王羲之《兰亭集序》"夫人之相与，俯仰一世"；阮籍《咏怀》"此去若俯仰，如何似九州"。此处劳风者青黄涕不出，伤肺即死，故"俯仰"意应为时间紧迫，尤氏以身体俯仰不顺作解，非是。

结阳结阴

结阳者，肿四肢；结阴者，便血一升，再结二升，三结三升。结阳，阳聚而实也。四肢者，诸阳之本。阳实，则四肢肿也。结阴，阴气凝聚，不与阳气相通也。夫阳所以举阴气者也，阴无阳而独，则不复周流四布，有坠而下出耳！再结、三结，谓二阴、三阴并结不解，结愈甚者，下愈多也。

【点评】"结阳者，肿四肢，四肢禀气于胃"，阳明为三阳之长，阳明郁结，中气不达，则四肢臃肿。"结阴者，便血一升，再结二升，三结三升"，太阴为三阴之长，太阴滞结，土湿木陷，则血从便下，愈结则愈脱。

胃脘痈

人病胃脘痈者，诊当候胃脉。其脉当沉细。沉细者气逆，逆者人迎甚盛，甚盛则热。人迎者，胃脉也。逆而甚，则热聚于胃口而不行，故胃脘为痈也。按，人迎在头，趺阳在足，皆胃脉也。云当候胃脉者，谓趺阳也。趺阳脉不必沉且细，而今沉且细者，气逆于上，而下乃虚，下虚则沉细也。人迎甚盛者，气逆于上则上盛，上盛故人迎甚盛。夫气聚于上而热不行，胃脘壅遏，得不蓄积为痈耶？

【点评】胃脉上下皆有。胃痈者，胃脘长期受损，气机上逆，壅遏胃阳，故人迎隆盛；清气下陷，失其所养，故趺阳沉细。二脉兼有，方为胃痈。

肠覃石瘕

覃，延也，瘜肉蔓延，与肠相着。瘕，假也，假血成形，积于胞中。血积易去，故曰可导而下；瘜肉渐大，则消之非易，故曰状如怀子，久者离岁。

【点评】离者，历也。肠覃成形日久，息肉渐如鸡卵，状如怀子，非经年不可成，故曰"久者离岁"。

肺消

心移寒于肺，为肺消。肺消者，饮一溲二，死不治。肺居上焦，而司气化。肺热则不肃，不肃则水不下；肺寒则气不化，不化则水不布。不特所饮之水直趋而下，且并身中所有之津，尽从下趋之势，有降无升，生气乃息，故曰饮一溲二，死不治。

【点评】心移寒于肺，火不温金，收敛失政，故精溺溢泄，饮少尿多，津液渐亡，证候危笃。

四维相代

四维，四肢也。相代，相继为肿也。四肢为诸阳所实之处，相继为肿者，气馁而行不齐也，故曰"阳气乃竭"。

【点评】"四维相代，阳气乃竭"为总结"因于寒""因于暑""因于湿""因于气"四句之论，此篇就其主要特征而言之。若风、暑、湿、寒四时邪气伤人，由表入里，进而更伤五脏，皆可导致阳气竭绝而亡，这就从病理方面进一步论证了保养阳气的重要性。所以四维乃四因或四时，而非尤氏所谓四肢。

四肢不举

《玉机真脏论》云：脾脉太过，则令人四肢不举；其不及，则令人九窍不通。《灵枢·本神》篇云：脾气虚则四肢不用，实则腹胀、泾溲不利。盖脾虚则营卫涸竭，不能行其气于四肢，而为之不举；脾实则营卫遏绝，亦不能行其气于四肢，而为之不举。九窍亦然。两经互言之者，所以穷其变也。

【点评】一虚一实，似相径庭；太过不及，殊途同归。尤氏合两经以论脾脉。

折髀

胃脉搏坚而长，其色赤，当病折髀。胃土太过，而火复益之，腑阳独盛，脏阴受伤，则髀痛如折也。

【点评】胃脉搏坚，为木乘土，色赤则阳明火盛，木火交炽，胃经必伤。阳明下行，从气冲下髀，抵伏兔，故病髀如折。

水液浑浊

水液浑浊，有脾经谷气不化，湿热下流；亦有因肺金气衰，而便液停凝。盖肺司州都之气化，中气不足，则溲便为之变。未可执其"皆属于热"之一语而施治也。

【点评】水液指小便，水液浑浊是热邪致病的症状之一，若把水液浑浊作为唯一判定热证的指标，显然欠妥。

厥

巨阳主气，故先受邪。少阴与其为表里也，得热则上从之，从之则厥也。故有风热小恙，而亦面赤足冷者。如是则解外之邪，必靖内之气，设徒与表药，真阳随越，故曰表里刺之，饮之服汤。

【点评】巨阳经在皮毛，故先受邪。邪闭皮毛，则阳郁而热发。少阴与巨阳为表里，得热则上从之，从之则阳气厥逆而不降。阳盛阴虚之人多生上热，巨阳居表，一感风寒，当先受邪，邪束表闭，是以发热。手少阴与手太阳相为表里，本以下行为顺，而同气相感，得手太阳之热则上从之，从之则二火上炎，厥逆不降，是阳气逆上之源。厥阴风木，君火之母，火炎血热，木燥风生，开其皮毛，泄而为汗，而经热郁隆，不为汗解，是以烦满莫除。治法当以表里刺之，双泻太阳少阴之热；饮凉营清热之汤，则火退烦消。

煎厥

煎厥，即热厥也。火迫于下，气逆于上，为厥逆而热烦也。溃溃乎若坏都，汩汩乎不可止者，言其精神散败，若土之崩，若水之放，而不可复收之、掩之也。

【点评】《素问·生气通天论》曰："目盲不可以视，耳闭不可以听，溃溃乎若坏都，汩汩乎不可止"。"溃溃乎若坏都"形容头晕目眩；"汩汩乎不可止"形容耳鸣耳聋。

气泄

心脉不及，则令人烦心，上见咳唾，下为气泄。气泄者，气随便失。脾肠之病，即气利也，乃火不足，而土受病也。

【点评】火生土，火不足则土虚，脾阳不得心火温煦则下利，气随便失。

疟

疟脉缓大虚，调以甘药。凡诸疟而脉不见，刺十指间出血，血出必已。故初病脉不出者，多是气血壅遏所致，无用张皇，遽投温补，亦致败事。

【点评】疟之为病，虚实更作，阴阳相替，攻补皆需慎重。《临证指南医案》所载通络之法，深得要旨。

气痹精少皆能生寒

人身非衣寒也，中非有寒气也，寒从中生者何？是人多痹气也。又肾者水也，而生于骨，肾不生则髓不能满，故寒甚至骨也。是故气痹、精少，皆能生寒，不必谓其定责阳虚也。

【点评】痹者，气不行。寒性凝滞而生痹，故阳气不行而生寒。精少则肾气衰，肾气衰则不能温煦而生寒。

刺久病

刺久病者，深内而久留之，间日而复取之，必先调其左右，去其

CMSTP

血脉。愚谓此刺道也，可通药之用矣。以至病久入深，故必深内；以其阴气难得，故必久留。间日者，休其气也。调其左右，去其血脉者，调其未病之处，使血脉流通也。以丸药攻其病，以甘药养其正，且进且止，毋速其效，以平为期，药之道尽矣。

【点评】丸药治病为长久缓图之计。病程越久，疾越难除，不论针刺还是方药，欲速则不达。

风寒营卫之辨

风为阳邪而上行，卫为阳气而主外，以阳从阳，其气必浮，故曰"阳浮者热自发"。阳得风而反强，阴无邪而反弱，以弱从强，其气必餧，故曰"阴弱者汗自出"。

伤寒发热者，阳气被郁而不伸也；中风发热者，阳气被引而外浮也。郁者必发之，浮者不徒解散而已。此桂枝汤所以兼阴阳、通合散为剂也。

仲景卫强营弱之说，不过发明所以发热汗出之故。后人不察，遂有风并于卫，卫实而营虚；寒中于营，营实而卫虚之辨。不知邪气之来，自皮毛而至肌肉，无论中风、伤寒，未有不及于卫者，甚者乃并伤于营耳！郭白云所谓涉卫中营者是也。卫病而营和，则汗自出；营与卫俱病，则无汗矣。无汗必发其汗，麻黄汤所以去表实而发邪气也；有汗不可更发汗，桂枝汤所以助表气而逐邪气也。学者但当分病证之有汗、无汗，以严麻黄、桂枝之用，不必执营卫之孰虚孰实，以证伤寒、中风之殊。且无汗为表实，何云卫虚？麻黄之去实，宁独遗卫？能不胶于俗说者，斯为豪杰之士。营卫本是和谐，卫受邪而反强，荣无邪而觉弱，邪正不同，强弱异等，虽欲和谐，不可得矣，故曰营气和者外不谐。

伤寒分立三纲：桂枝主风伤卫，麻黄主寒伤营，大青龙主风寒两伤营卫。其说始于叔微许氏，而成于中行方氏、嘉言喻氏。以愚观之，桂枝主风伤卫则是，麻黄主寒伤营则非。盖有卫病而营不病者，未有营病而卫不病者也。至于大青龙证，其立方之旨，因烦躁而独加石膏。王文禄所谓风寒并重，而闭热于经，故加石膏于发散药中者是也。若不过风寒并发，则麻黄、桂枝已足胜其任矣，何必更须石膏哉？

寒邪闭皮毛而郁阳气，是以发热而汗不出。麻黄、杏仁开肺气、发腠理。若桂枝、甘草，为辛甘发散之用也。风邪不能外闭阳气，而反内扰阴气，是以其汗自出。用芍药者，所以救其营也。书谓风邪伤卫，营未受病，与芍药以安营者，尚隔一层。

【点评】卫居表，营居里，外邪入侵由表及里，未有不登堂而直接入室者也。诚如尤氏所言，仲景分营卫，不过为阐明有汗无汗之故，并非为区分病邪侵卫侵营之别。尤氏所论"学者但当分病证之有汗、无汗，以严麻黄、桂枝之用，不必执营卫之孰虚孰实，以证伤寒、中风之殊"，执简驭繁，深得仲景之意。

寒邪六经俱受不必定自太阳

伤寒传经次第，先太阳，次阳明，次少阳，次太阴，次少阴，次厥阴，此其常也。然而风寒之邪，亦有径中阳明者。仲景云：阳明中风，口苦，咽干，腹满，微喘，发热，恶寒，脉浮而紧。又少阳中风，两耳无所闻，目赤，胸中满而烦者是也。不独阳明、少阳为然，即三阴亦有之。云少阴病始得之，反发热脉沉者，少阴初受寒邪之症也。太阴中风，四肢烦疼，阳微阴涩而长者，太阴初受风邪之症也。厥阴中风，脉微浮为欲愈，不浮为未愈，此厥阴初受风邪之脉也。此三者，又与三阴直中不同。直中者，病在脏，此则病在经也。是以六经皆能自受风寒，何必尽从太阳传入；即从太阳传入，亦不必循经递进。海藏言之最详，兹不重述。

伤寒传足不传手者，寒邪中人，先着皮肤，而足太阳膀胱之脉在最外一层，故先入之；稍深则去皮肤而入肌肉，肌肉为足阳阴之分，故次入之；又稍深则在躯壳之内，脏腑之外，而足少阳之脉，正当半表半里之间，故又次入之。迨去表而之里，离阳而入阴，则三阴者，太阴为开，厥阴为阖，少阴为枢，故邪气入之，先太阴，次少阴，次厥阴也。合而言之，阳主表而阴主里，表为腑而里为脏，故邪气在表，则足三阳受之，在里则足三阴受之也。手之三阳，虽亦主表，而太阳小肠、少阳三焦、阳明大肠，并从手至于头，位偏而脉短，不若足经之自下行上，纲维一身也。手之三阴，虽亦主里，然太阴肺、少阴心、厥阴胞络，并处上焦，不若肝、脾、肾之实居阴位也。是故手三阳经虽阳，而脉绌于表，惟足三阳为独主阳之表；手三阴脏虽阴，而位不处阴，惟足三阴为独主阴之里。伤寒之邪，所以恒在足而不在手欤！发明所谓伤寒止伤西北，而不伤东南，亦穿凿之语。夫邪气侵淫，自足及手者有之。如《玉机》所谓足经实，手经虚，故能冤热，洁古所谓壬病传丙，丙病传丁者是也。然非汗下差误，或七情劳倦之故，焉有传及手经者哉？

【点评】张景岳《类经》云："然本经之不言手经者何也？盖伤

寒表邪也，欲求外证，但当察于周身，而周身上下脉络，惟足六经尽之矣，手经无能遍也。且手经所至，足经无不至者，故但言足经……而手经亦在其中，不必言矣。此本经止言足者，为察周身之表证也。义本易见，而疑辩至今，皆惑于刘氏之妄言耳！"况人身脏腑在内，经络在外，故脏腑为里，经络为表。在表者手足各有六经，是谓十二经脉。以十二经脉分阴阳，则六阳属腑为表，六阴属脏为里。以十二经脉分手足，则足经之脉长而远，自上及下，遍络四体，故可按之以察周身之病；手经之脉短而近，皆出入于足经之间，故凡诊伤寒者，但言足经，不言手经也。

阳结阴结

脉浮而数，能食，不大便者，名曰阳结，十七日当剧；脉沉而迟，不能食，身体重，大便反硬，名曰阴结，十四日当剧。盖天人之气，十五日一更，更则结者当解，设不解，其病则剧。云十七日者，阳结能食，故过期；十四日者，阴结不能食，故不及期也。成氏过结再传之说，失之泥矣。

【点评】尤氏认为天气 15 日为一节气，故 15 日一更，更则结者当解。能食有胃气，故过期。《史记·扁鹊仓公列传》载："师言曰'安谷者过期，不安谷者不及期'。"成氏伤寒一日一传经之论确实太过拘泥。

纵 横

伤寒腹满，谵语，寸口脉浮而紧，此肝乘脾也，名曰纵，刺期门；伤寒发热，啬啬恶寒，大渴欲饮水，其腹必满，自汗出，小便利，此肝乘肺也，名曰横，刺期门。按，腹满、谵语，其脉当实沉，而反浮紧，此非里实，乃肝邪乘脾，气窒而实也；发热、恶寒，病为在表，其证本不当渴，而反大渴，此非内热，乃肝邪乘肺，气郁而燥也。以里无热，不能消水，故腹满，而汗出便利，则肺气已行，故愈。二者俱泻肝邪则愈，设不知而攻其实热，则误矣。此病机之变，不可不审也。

【点评】期门为肝之募穴，肝气汇聚之处，纵、横二证皆为表里俱病，不好用药，但核心皆为肝气盛，故刺期门以泄肝气。只是脾在肝旁，肺在肝上，在旁者应为横，上下者应为纵，何以反之，不解。

战 栗

邪气入，正气抑，则病；正气复，邪气退，则汗出而愈矣。然邪犹未强而未即服，正犹微而未即胜，此所以战也。

邪气外与正争，则为战；内与正争，则为栗。栗者，心内鼓栗。经曰：阴中于邪，必内栗也。若战，则但肢体战摇而已。战者，正气胜，则有得汗而解者；栗者，内气虚，不能御邪，遂成厥脱也。

【点评】战、栗相较而言，战轻而栗重，战表浅而栗深入。

热入血室

热入血室三条，其旨不同。第一条是血舍空而热乃入者，空则热不得聚，而游其部，故胸胁满。第二条是热邪与血俱结于血室者，血结亦能作寒热，柴胡亦能去血结，不独和解之谓矣。第三条是热邪入而结，经尚行者，经行则热亦行而不得留，故必自愈，无犯胃气及上二焦，病在血而不在气，在下而不在上也。若诛伐无过，变证随出，乌能自愈耶？

【点评】经尚行者，可以和解之剂助行经，或刺期门而泻其热，慎用攻伐之品而致变证。

圊血

下利，寸脉反浮数者，阳之盛也；尺中自涩者，阴之虚也。以阳加阴，必圊脓血。

少阴热在膀胱而便血者，脏邪还腑，血去热出，当愈；强发少阴汗而动血者，热邪内迫，血去阴竭，多死。

【点评】圊，厕所；圊血，便血也。少阴热在膀胱而便血者，乃阴虚火旺而致，故发汗更伤阴津，加重阴虚火旺之势。

吐利烦躁四逆

少阴病吐利，烦躁，四逆者死，为阴极而阳绝也。少阴吐利，手足厥冷，烦躁欲死者，吴茱萸汤主之，为阴盛而阳争也。病症则同，而辨之于争与绝之间，盖亦微矣。

【点评】柯琴《伤寒来苏集》云："少阴病吐利，烦躁，四逆者死。四逆者，四肢厥冷，兼臂胫而言。此云手足是指指掌而言，四肢之阳犹在。"尤怡《伤寒贯珠集》曰："先厥冷而后烦躁者，阳欲复而来争也；先烦躁而四逆者，阳不胜而欲绝也。"

亡阳无阳

亡阳，阳不守也；无阳，阳之弱也。阳亡者，藩篱已彻，故汗出不止；阳弱者，施化无权，故不能作汗。

【点评】阴阳本是形影相随，相互交融的状态。亡阳即阳气外越而迅速丢失，阴随阳去而大汗淋漓，是危证。无阳即阳气虚弱而无外越，只是不足以化阴为汗，故无汗，是虚证。

绝阳

阳为津液之源，津液为阳之根。汗出过多，胃气生热，津液竭矣。阳气虽存，根本则离，故曰绝阳。

【点评】阳为动力，津液的化生有赖于阳的运化。阳也是物质，阳为无形之物，需有形的津液来承载。汗出过多，津液亏虚，阳无所载，伶仃飘散。

厥

伤寒脉促，手足厥逆者，可灸之。按，本论云：脉阳盛则促，则手足厥逆。而脉促者，非阳之虚，乃阳不通也。灸之，所以引阳外通。若厥而脉微者，则必更以四逆温之。

病人手足厥冷，脉乍紧者，邪结在胸中。胸中，阳也，阳实气于四肢。邪结胸中，其阳不布，则手足无气而厥冷。胸邪最高，高者因而越之，故曰当吐之，宜瓜蒂散。脉促者，阳结不通，故宜引其阳；脉紧者，阳为邪遏，故须吐其邪。二者皆与阳虚厥逆不同。

脉微而厥者，阳之虚也，宜四逆辈；脉细而厥者，血虚不营于四末也，宜酸甘辛药温之、润之、行之，当归四逆是也。

【**点评**】此处厥为四肢厥逆之证，四肢厥逆即四肢不温。四肢不温为四肢阳气不足，或为阳虚内寒所致，或为阳郁不达四末所致，阴阳虚实殊类。可以脉象断此：促、紧为阳脉，可断为阳郁；微、细为阴脉，可断为阳虚。

厥 热

伤寒先厥者，寒邪乍中，阳气暴折也；后热者，阳气渐复，阴邪将却也。五日厥，热亦五日者，阴胜阳复之常也。厥深者，热亦深；厥微者，热亦微。谓有胜则有复，胜之甚者，其复亦甚。非以外厥之微甚，卜里热之浅深也。

伤寒前厥而后热者，其病多吉，阳复而阴剥也；前热而后厥者，其病多凶，阴进而阳退也。

厥四日，热反三日，即显阳微之机，不待复厥，至五日而知其病之进也；热四日，厥反三日，即显阴负之兆，不待复热，至五日而知其病之必愈也。

【**点评**】病之厥阴，阴尽而阳生。厥热之进退可示病变之机转。厥热相等则阴阳平衡而自愈，厥多热少主病进，热多绝少主病退。

三阴下症

太阴，有桂枝加大黄汤下之一症；少阴，有大承气急下三症；厥阴，有小承气下之一症。夫邪入三阴，病已深矣，其幸而不死者，其邪仍从阳而出耳！张季明所谓太阴脾经，温燥不行，亦当温利自阳明出，如桂枝加大黄是也；少阴肾经，虽用附子，复使麻黄，厥阴肝经用桂枝，则知少阴亦自太阳出，厥阴亦自少阳出；及其太阳、少阳郁闭不行，则当自阳明出。故三阴皆有下症也。

【点评】太阳以汗解，少阳以和解，然无论少阴、厥阴，腹满下之，必走阳明。

桂枝汤

风之为气，能动阳气而泄津液，所以发热汗自出，与伤寒之发热无汗不同。此用桂枝外发邪气；即以芍药内安津液；炙甘草合桂枝之辛，足以攘外，合芍药之酸，足以安内；生姜、大枣甘辛相合，亦助正气去邪之用。盖以肌解而邪不去，故不用麻黄发表，而以桂枝助阳以为表；以其汗出而营自和，故不用石膏之清里，而用芍药敛阴以为里。此桂枝汤之所以大异于麻黄、大青龙也。

【点评】表不实，故不需麻黄发表；里无热，故无需石膏清里。但以桂枝、芍药合营敛阴而已。

麻黄汤

寒邪伤人，阳气郁而成热，皮肤闭而成实，麻黄轻以去实，辛以发阳气，温以散寒气。杏仁佐麻黄通肺气，使腠理开泄，王好古谓其为治卫实之药者是也。然泄而不收、升而不降，桂枝、甘草虽以佐之，实监制之耳！东垣云：麻黄汤是阳经卫药也，开腠理使阳气申泄，此药为卫实也。

【点评】设若桂枝汤为解表柔剂，那么麻黄汤就是解表刚剂，为阳经表实良剂。然麻黄毕竟太过刚直，需以桂枝、甘草佐之。之于桂枝汤，则无需麻黄促之矣。

大小青龙汤

大青龙治风寒外壅，而闭热于经者；小青龙治风寒外壅，而伏饮于内者。夫热郁于经，而不用石膏，汗为热隔，宁有能发之者乎？饮伏于内，而不用姜、夏，邪与饮抟，宁有能散之者乎？其芍药、五味，不特逆气而安肺气，抑且制麻、桂、姜、辛之势，使不相鸷而相就，以成内外协济之功也。

【点评】大青龙主表邪不解与热相搏，小青龙主表邪不解与饮相格。内外同治最忌相互掣肘，然石膏辛凉，清里而不影响散寒；姜夏辛温，蠲饮而助解表。

桂枝去芍药加蜀漆龙骨牡蛎救逆汤

伤寒脉浮，医以火迫劫之，亡阳，必惊狂、起卧不安者，桂枝去芍药加蜀漆龙骨牡蛎救逆汤主之。按此所谓阳者，乃心之阳，盖即神也。火气通于心，神被迫而不收，与发汗亡阳者不同。发汗者，动其肾，则厥逆、筋惕肉瞤，故当用四逆；被火者，伤其心，则惊狂、起卧不安，故当用龙牡。其去芍药，加蜀漆者，盖欲甘辛急复心阳，而不须酸味更益营气也。与发汗后，其人叉手自冒心、心下悸欲得按者，用桂枝甘草汤同。蜀漆即常山苗，味辛，能去胸中邪结气。此症火气内逼心包，故须以逐邪而安正耳！

【点评】通常所说的"亡阳"多指元阳快速大量丢失，是虚弱将脱之证，治需回阳救逆。此处的"亡阳"其实是心阳失控，为火迫于心所致，治需安神潜阳。

五苓猪苓

五苓、猪苓并治脉浮、发热、渴而小便不利之症。然五苓则加桂枝、白术，而治太阳；猪苓则加滑石、阿胶，而治阳明。盖太阳为开，阳明为阖。太阳为表之表，其受邪也，可以热发，可以辛散；阳明为表之里，其气难泄，其热易蓄，其发散攻取，自与太阳不同。是以五苓散加甘辛温药，假阳气以行水；猪苓汤加甘咸寒药，假阴气以利水也。

【点评】五苓散、猪苓散皆能利水，治小便不利。五苓散主里热不明显，兼有外感，而阴未伤者；猪苓散主里热明显，水热互结，而伤阴者。故五苓散有桂枝、白术，而无清热养阴之品；猪苓散加滑石、阿胶，而去辛散燥热之药。

泻心诸汤

伤寒下后，心下满而不痛者，为痞，半夏泻心汤主之。盖客邪内陷，既不可从汗泄；而痞不实，又不可从下夺。故惟半夏、干姜之辛能散其结，芩、连之苦能泄其满。然其所以泄、散者，虽药之能，而实胃气之使也。此用人参、甘草者，非以下后中伤，故以益气而助其能耶！

甘草泻心、生姜泻心，虽同为治痞之剂，而生姜泻心意在胃中不和，故加辛温以和胃；甘草泻心意在下利不止与客气上逆，故不欲人参之增气，而须甘草之安中也。

大黄黄连泻心汤，治伤寒汗下后心下痞，按之濡，其脉关上浮者。成氏云：此虚热也，与大黄、黄连以导其虚热。按成氏所谓虚热者，对燥屎而言也。盖邪热入里，与糟粕相结，则为实热；不与糟粕相结，则为虚热。非阴虚、阳虚之谓。本方以大黄、黄连为剂，而不用枳、朴等药者，盖以泄热，非以荡实热也。

【点评】心者，胃也，气结于胃谓之痞。气郁不散而生热，胃主和降需下之，故曰"泻心"。姜、夏散其结，芩、连泻其满，甘草、生姜和胃安中，大黄、黄连泄热通下，各有所重，又皆为调中。

白通四逆

白通、四逆，俱用姜、附，俱为扶阳抑阴之剂。而白通意在通阳，故用葱白，凡厥而下利脉微者用之；四逆意在救里，故用甘草，凡厥而清谷不止者用之。若通脉四逆，则进而从阳，以收外散之热；白通加人尿猪胆汁，则退而就阴，以去格拒之寒也。

【点评】白通汤、四逆汤、通脉四逆汤皆为回阳救逆之剂，俱以姜、附为主药。三者所不同处，但在阳虚之轻重耳。虽然三方所治皆为阳虚重症，然仍有细微差别。白通汤所治最轻，阴盛将要格阳，阳虽虚，尚未衰，故轻干姜而加葱白，使阴阳相通而制阴。通脉四逆汤所治最重，阴盛格阳于外，真阳欲脱，故重用姜、附，冀能阳回脉复。四逆汤所治居中，为以上二者之基础，破散阴寒，回阳救逆。

麻杏甘石汤

汗出而喘，无大热者，其邪不在经膂，而在肺中，故非桂枝所能发。麻、杏辛甘，入肺散邪气；肺被邪郁而生热，石膏辛寒，入肺除热气；甘草甘温，安中气，且以助其散邪清热之用。乃肺脏邪气发喘之的剂也。

【点评】麻黄汤证实寒而无热，麻杏甘石汤证外寒而内热。实寒者驱其寒，内热者散其热。桂枝辛温，助麻黄驱寒；石膏辛凉，散肺郁热气。只一味不同而非麻黄者，乃因二证皆有喘。

饮证类伤寒

伤寒若吐若下后，心下逆满，气上冲胸云云。按，此非伤寒症，乃属饮家也。《金匮》云：膈间支饮，其人喘满，心下痞坚，得之数十日，医吐下之不愈，木防己汤主之。又云：其人振振身𥆧动者，必有伏饮。又云：心下有痰饮，胸胁支满、目眩是也。成氏以为里虚气逆，与此药和经、益阳、散气，恐未切当。

病如桂枝症，头不痛，项不强，寸脉微浮，胸中痞硬，气上冲咽喉不得息者，此为胸有寒也，当吐之，宜瓜蒂散。寒，谓寒饮，非寒邪也。此亦痰饮类伤寒症。《活人书》云：痰饮之为病，能令人憎寒发热，状类伤寒，但头不痛、项不强为异耳！

【点评】饮为水，性寒，属阴邪，故令人恶寒；痰饮凝滞，气机不畅，郁而化热，故令人发热。恶寒、发热乃伤寒表证之主症，故二者皆易误诊为伤寒。然伤寒无眩晕、瞤动、胸中痞。

简误

汗多则热愈，汗少则便难。疑是汗少则热愈，汗多则便难。《太阳》篇云：脉阳微而汗出少者，为自和也；汗出多者，为太过。阳脉实，因发其汗出多者，为亦太过，太过为阳绝于里，亡津液，大便因硬也。成氏谓汗少则邪热不尽，又走其津液者，非。

太阳病十日已去，脉浮细而嗜卧者，外已解也。设胸满胁痛者，与小柴胡汤；脉但浮者，与麻黄汤。谓脉但浮而不细，嗜卧者，邪犹在外，宜麻黄汤；脉浮细，不嗜卧，而胸满胁痛者，邪又在少阳，宜小柴胡汤。非外已解，而又和之、发之之谓也。

太阳病，脉浮紧，无汗，发热，身疼痛，八九日不解，表症仍在，此当发其汗。服药已微除，其人发烦，目瞑，剧者必衄，衄乃解。所以然者，阳气重故也，麻黄汤主之。按，"麻黄汤主之"句，当在"此当发其汗"下。谓服麻黄汤已，病虽未除，而又发烦，目瞑。剧者，阳邪上盛，必将衄血而后解，非既衄血，而又以麻黄汤发之也。然亦须审微，甚而处之。若其欲衄而血不流，虽衄而邪不解者，则仍宜发汗。仲景云：伤寒脉浮紧，不发汗，因致衄者，麻黄汤主之是也。

伤寒脉浮滑，此表有热，里有寒，白虎汤主之。按《阳明》篇云：

伤寒无大热，口燥渴，心烦，背微恶寒者，白虎汤主之。《厥阴》篇云：伤寒脉滑而厥者，里有热也，白虎汤主之。审此，本文当作里有热，表有寒。表寒即手足厥、背恶寒之谓。盖传写之误，不必曲为之解也。

症象阳旦一条，盖即前条之意，而设为问答，中间语意殊无伦次，岂后人之文耶？昔人读《考工记》，谓不类于周官。余于此条亦云。

下利清谷，汗出，必胀满者，伤其阳而气不行。成氏谓亡津液者，非也。

寒实结胸，无热证者，与三物小陷胸汤，白散亦可服。当作寒实结胸，无热证者，与三物白散。旧本必有误也。既已寒实，何可更用瓜蒌、黄连寒药耶？

【点评】桔梗、贝母、巴豆三物，其色皆白，有三物白散之义，温而能攻，与寒实之理相属；小陷胸汤之瓜蒌、黄连皆性寒之品，岂可以治寒实结胸之证？"亦可服"三字，亦衍文也。

伤寒杂论

太阳病，初服桂枝汤而反烦者，阳邪痹于阳而不散也，故先刺风池、风府，以通其痹。

阳邪被抑而未服者，仍当从阳因而去之。此桂枝汤去芍药之意。

病在阳而反下之，邪气被抑而未复，正气方虚而不振，是以其脉多促。然当辨其仍在表者，则纯以辛甘发之，桂枝去芍药汤是也；辨其兼入里者，则并以苦寒清之，葛根黄芩黄连汤是也。

余寇未平，复合为乱；余邪未净，复集为病。伤寒发汗解，半日许复烦是。

大下之后复发汗三条，均是汗、下之后。然小便不利者，伤其阴也；振寒脉微细者，阴阳俱伤也；昼日烦躁不得卧者，伤阳而不伤阴也。于此见病变之不同。发汗则动经者，无邪可发，而反动其经气也。余谓此条为饮症者，未必谬也。

发汗后，水药不得入口者，是动其经气也。

但阳脉微者，先汗之而解；但阴脉微者，下之而解，此逐坚攻瑕之法。

喘而汗出，有阳气虚脱者，亦有热气内迫者。太阳病下之，下利，脉促，喘而汗出，葛根黄连黄芩汤主之是也。

利水、逐血，为热入膀胱两大法门。利水分清温，五苓、猪苓是也；逐血辨微甚，桃仁承气、抵当汤丸是也。

青龙汤主散表寒，而兼清里热，故麻黄多于石膏；麻杏甘石主清肺热，而兼散肺邪，故石膏多于麻黄。桂枝汤主散表邪，故桂枝倍芍药，而益生姜之辛；建中汤主立中气，故芍药倍桂枝，而益饴糖之甘。品味相同，而君臣异用，表里、补泄，因之各异矣。

太阳转入阳明，其端有二。一者汗出不彻，邪气不服而传。曰：太阳初得病时，发其汗，汗先出不彻，因转属阳明也。一者汗出过多，胃中干燥而传。曰：太阳病，若发汗、若吐、若下、若利小便，此亡津液，胃中干燥，因转属阳明也。

经邪不能聚，故传入腑，则聚而不传。经邪未变，故恶寒；入腑，则变热而不寒。曰：阳明居中土也，万物所归，无所复传。始虽恶寒，二日自止，此为阳明入腑症也。

阳明病，法多汗，反无汗，其身如虫行皮中状者，气内蒸而津不从也。

痞症表未解者，宜先解表，不可便治其痞。若兼下利不止者，则不拘此例，宜合表里而并治。太阳病外症未除，而数下之，遂协热而利，利下不止，心下痞硬，表里不解者，桂枝人参汤主之是也。

阳明津涸，舌干口燥者，不足虑也，若并亡其阳，则殆矣。少阴阳虚，汗出而厥者，不足虑也，若并伤其阴，则危矣。是以阳明燥渴，能饮冷者生，不能饮者死；少阴厥逆，舌不干者生，干者死。

少阴病八九日，一身手足尽热者，邪自本而之标，自脏而入腑也，虽便血可治。

【点评】鞭辟入里，要言不烦！

制方用药必本升降浮沉之理

《易》曰：天道下济而光明，地道卑而上行，故上下升降而气乃和。古人制方用药，一本升降浮沉之理，不拘寒热补泻之迹者，宋元以来，东垣一人而已。盖四时之气，春升，夏浮，秋降，冬沉，而人身之气，莫不由之。然升降浮沉者，气也，其所以升降浮沉者，人之中，犹天之枢也。今人饥饱、劳役，损伤中气，于是当升者不得升，当降者不得降，而发热、困倦、喘促、痞塞等症见矣。夫内伤之热，非寒可清；气陷之痞，非攻可去。惟阴阳一通，而寒热自已；上下一交，而痞隔都损。此东垣之学，所以能为举其大欤！李濒①湖曰：升降浮沉则顺之，寒热温凉则逆之，故春宜辛温，夏宜辛热，长夏宜甘苦辛温，秋宜酸温，冬宜苦寒。愚谓升降浮沉则顺之者，所以顺天时之气也；寒热温凉则逆之者，所以救气化之过也。李氏辛甘酸苦之用是已，若春宜温、夏宜热、冬宜寒之谓，是助之也，岂逆之谓哉！

【点评】清代周学海《读医随笔》载："李东垣曰：圣人治病，必本四时升降浮沉之理，权变之宜，必先岁气，无伐天和。经谓

---

① 濒：原为"频"，据文义改。

升降浮沉则顺之，寒热温凉则逆之。仲景谓阳盛阴虚，下之则愈，汗之则死；阴盛阳虚，汗之则愈，下之则死。大抵圣人立法，且如升阳或散发之剂，是助春夏之阳气令其上升，乃泻秋冬收藏殒杀寒凉之气。此升降浮沉之至理也。"

五行问答

客曰：五行生克之说，非圣人之言也，秦汉术士之所伪撰也。余曰：于何据也？曰：《易》言八卦，而未及五行，《洪范》言五行，而未及生克，是以知其为无据之言也。曰：子曷不观诸河图、洛书乎？河图之数：一，六居下，水也；二，七居上，火也；三，八居左，木也；四，九居右，金也；五，十居中，土也。洛书之数：戴九履一。一，水之生数也，一之右为七；七，火之成数也，七之右为九；九，金之成数也，九之右为三；三，木之成数也，五居于中；五，土之成数也。夫河图逆而左旋，以次相生；洛书顺而右转，以次相克。克者反顺，生者反逆，此造化之妙也。且河图左旋相生，而其对待则皆相克；洛书右转相克，而其对待则皆相生。是以生机恒寓于消落之中，而生气每藏于盛长之内。生而无克，则有进无退而气易尽；克而无生，则消者不长而机以穷。生也克也，天地自然之理，莫知其然，而不得不然者也。子又何疑焉？

曰：河图、洛书，古未必有此，亦秦汉人所撰，以神其说者乎！曰：《易》不云乎，河出图，洛出书。圣人则之，何子之不察也？且五行生克，天地之数也；河图、洛书，亦天地之数也。未有图、书以前，天地之数，昭然已备；即图、书至今不出，而图、书之象，昭然亦备。图、书可假，天地之数不可假也。夏之暑，肇于春之温，冬之寒，始于秋之凉，气之默运然也；一阳转而土膏偾动，天气肃而海水西盛，杲日出而霜露立消，凉风至而万木凋落，象之显呈者也。而又何疑于图焉？

曰：水生于天者也，岂生于金乎？方诸取水，月为水母，月亦生于金乎？水生木，未有木生于江湖波涛者！水辅土以生木，而专归之水可乎？曰：天者，干之体也；月者，金之精也；坤也者，万物皆致养焉。五行皆不能离土而生，独木然也哉！

曰：岱石出火，汉井出烟，是土生火也；海中阴晦，波如火燃，是水生火也；火热而水干，是火反克水也；水冲而土溃，是水反克土也；丛灶燎原，火亦克木；锄圃耕田，金亦克土。生克之道，不亦乱而无序乎？曰：河图、洛书，水上，火下，木东，金西；天地之位，前南，后北，左东，右西。其序秩然而不可紊乱者也。其序秩然不可紊乱，则其生其克亦循序旋转，而不可紊乱者也。若深井有火，高原出泉，则二气相更之妙耳！火燃水干，水冲土溃，则盛衰胜复之常耳！是以穷五行之变则可，以为是即五行之事则不可也。且所谓相克者，不过制其太过，而使归于平，非斩绝灭竭之谓也。又以抑其浮盛，而使还于根，以为生发之兆，虽相克而实相成也。若金斫、土掩、火燃、水冲，此立尽之数，岂足语造化生成之妙哉！

【点评】五行在动不在静，生克制化循环往复。相生为自然生生不息之力，相克制约升发太过，实为生中之克，非为克生，而为助生。

通一子杂论辨

君火凝命于心，为十二官禀命之主；相火一位于命门，一寄于三焦，为十二经生气之原。由是神机不息，而造化成焉，此千古不易之道也。而通一子之言，总言大体，则相火寄在命门；折言职守，则脏腑各有君相。若然，则十二官有十二君相矣！五脏六腑将乱而自用，心君不其守府乎？曰：凡以心之神，肺之气，脾胃之仓廪，肝胆之谋勇，肾之伎巧变化，皆发见之神奇，使无君相，何以能此？不知心、肺、脾、肝、胃、胆、肾之能变化出入者，皆禀心之君火以为主，命门、三焦之相火以为用，犹庶司百职，共禀火君之命而效成于下，岂一脏有一君相之谓哉？即尔谓脏腑各有相可矣，而谓脏腑各有君可乎？夫立言所以明道，若此者求之太深，出之反晦，亦贤知之过也。

【点评】张景岳云五脏六腑皆有君相，实谓五脏六腑之运动变化皆有元阳之推动。尤氏云五脏六腑为君相所通，亦云五脏六腑之运动变化为阳气所主。二者表达相殊，所指一也。

元气是生来便有，此气渐长渐消，为一生盛衰之本。元精者与气俱来，亦渐长渐消，而为元气之偶。元神者，元气、元精之灵者也，能变化往来，而为精气之主也。景岳谓无形之火，神机是也，亦曰元气；无形之水，天癸是也，又曰元精。元精、元气，即化生精气之元神也。以神为火，以气为神，以精为无形，以精气为神所化，语殊未莹。

【点评】精、气、神实为一物所化，是同一物在不同功能下的不同具象而已。

丹溪之治吞酸，必以黄连为君，而以吴茱萸佐之；治心腹痛症，谓宜倍用山栀，而以炒干姜佐之。夫既谓其热，寒之可也，何又并用如此？余谓丹溪所治吞酸、心腹痛，并皆火热郁结之病。火热则宜清，郁结则宜散，茱萸、干姜，盖资其散，不资其热也。且既曰佐矣，则所用无多，自无掣肘矛盾之虞，而有相助为理之益。屡试屡验，不可废也。

【点评】阴阳本就一体，相反才能相成。

曰：头目、口齿、咽喉等症，方书悉云风热，多以升降并用，逆从兼施，独不虑升者碍降，降者碍升乎？从者碍逆，逆者碍从乎？以愚所见，风热交炽之症，多有挟身中之阴火上从，而为面赤、足冷者。古方之升降并用者，所以散其外，且以安其内也。若升而无降，则有躁烦、厥逆之变；降而无升，则有瞀闷、喘逆之忧。不可不知也！

【点评】亦为相反相成之理。

丹溪之所谓阳有余阴不足者，就血与气言之也；景岳之所谓阳不足阴有余者，就神与形言之也。形神切于摄养，气血切于治要，各成一说而已矣。

【点评】丹溪着眼于阴阳相对，相火妄动则阴精耗损；景岳着眼于阴阳互根，阳气亏乏则真阴不足。两者皆认为人体真阴难成易亏。所异者，丹溪重在阳气亢盛为害，景岳重在阳气虚衰致病，一盛一虚，角度不同。

痢之为病，气闭于下，而火复迫之，是以腹痛里急、糟粕不出而便肠垢也。其源皆由于暑湿，与疟病俱发于夏秋。盖伤于经络则成疟，而入于肠脏则为痢也。经络之邪，可散而愈，故治宜辛苦温之药；肠脏之热非清不愈，故治宜辛苦寒之药。亦发表不远热，攻里不远寒之意。河间之主用清寒，盖亦有见于此。景岳不审痢病之所从来，而以五脏五行为说，谓惟心可言火，其余则均不可言火。此但足资辨论而已，岂足补于治要哉！

【点评】痢疾感邪有湿热、寒湿之异，体质有阴阳盛衰之不同。病邪以湿热为主，或为阳盛之体受邪，邪从热化，则为湿热痢；病邪为疫毒过盛，则为疫毒痢；病邪以寒湿为主，或阳虚之体受邪，邪从寒化，则为寒湿痢。亦不可以清寒概之。

脉来动而中止，更来小数，中有还者反动，名曰结阴也；脉来动而中止，不能自还，因而复动，名曰代阴也。得此脉者，必难治。盖结脉止而即还，不失至数，但少差池耳！代脉止而不还，越期乃还，有此绝而彼来代之意。此余之所亲历有如是者也。而景岳云：凡见忽大忽小，乍迟乍数，更变不常者，均谓之代。似此爚①，乱旧法，未足多也。

【点评】结脉迟缓且有不规则间歇，主气郁不调、阴盛气结；而代脉间歇有一定规律，主脏气衰微，症比结脉重。

---

① 爚(yuè 越)：火光，此指销毁。

上、下、来、去、至、止六字，景岳因滑氏之言，而复传其蕴。而来、去二义，尤为精切。

曰：风之与寒，本为同气，但风邪浅而寒邪深，浅属阳而深属阴耳！此言最为明了。

今时皆合并病之名，语详则理确。

曰：气虚于中，不能达表，非补其气，肌能解乎？血虚于里，不能化液，非补其血，汗能生乎？又有火盛而水涸于经者，譬如干锅赤裂，润自何来？但加以水，则郁蒸沛然，而气化四达。又曰：或发表，或微解，或温散，或凉散，或补中托里，而为不散之散，或补阴助阴，而为云蒸雨化之散。此公于发表一法，独能得其精奥，故其言之尽而无敝，确而可守如此。

【点评】解表两要素：动力——气，物质——液。二者缺一不可。

口眼歪斜之病，按仲景云，络脉空虚，贼邪不泻，或左或右，邪气反缓，正气即急，正气引邪，喎僻不遂；及前贤针灸膏摩之法，俱云左歪治右，右歪治左。以余所见，凡手废在左者，则口眼歪于右；废在右者，则口眼歪于左。大法散邪养血，往往获愈，若纯施补，则留连转剧。而景岳乃云以药治者，左右皆宜从补；以艾治者，当从其急处而灸之。余常谓景岳之学，得于推测者，此类是也。

【点评】口眼歪斜初实后虚，应攻补兼施，不可偏废。

中风者，风从外入，天地之邪气也；类中风者，风自内生，肝脏之厥气也。肝之生气暴而病速，肝气即厥，诸气从之，诸液又从之；诸气化火，诸液化痰，辐凑上焦，流溢经络，如风雨之骤至，如潮汐之乍涌，而不可当也。岂特如景岳所谓气血虚败而已哉？昔贤于此症，或云火，或云痰，或云气虚。三者诚俱有之，余惜其终属模糊，而未中肯綮也。

【点评】中风实证暴怒血蕴，虚证气虚血瘀。

补下治下制以急，大承气之无甘草，肾气丸之有苓、泽，盖谓此也。左归、右归二饮，亦仿肾气之意，乃去泽泻之咸，而加甘草之甘，既减下趋之势，更与缓中之权，虽与之归，其可得乎哉？

【点评】治急症贵在独专，药力集中，一战即胜。补治缓症，补中有泻，长此而往不致凝滞。

补中益气用芪、术，其意在求阳也，故加升、柴以引之；补阴益气用地、药，其意在求阴也，而亦用升、柴，是将之燕而越其指也。若曰阴气必资阳气而后升，则是附子、桂心之任，而非升、柴之轻脱所得而与者已。若谓阴虚而邪留者设，则是古方柴胡四物之例，以为补阴散邪则可，以为补阴益气则不可也。

【点评】景岳设补阴益气煎，多为阴虚内乏而外感不去者，故曰火浮于上者去升麻，无外邪者去柴胡。

柴胡等饮六方，分温、凉、脾、胃、血气、邪气六法，颇尽表法之变。但不得以柴胡一味印定眼目，学者善师其意可也。

【点评】柴胡功在和解，其余寒热虚实皆在与他药的搭配。

景岳五福饮，于八物汤中去茯苓、川芎之通，芍药之摄，仅参、术、归、地、草五味，则呆钝不灵矣。而云五脏俱补，既无向导，又失统御，未足法也。

土具冲和之德，而为生物之本。冲和者，不燥、不湿、不冷、不热，乃能化生万物。是以湿土宜燥，燥土宜润，使归于平也。熟地之补脾，盖补脾之阴耳！若湿胜者，非所宜也。要知熟地入肾，则补肾阴；入脾，则补脾阴。景岳乃谓地黄是太阴、阳明之药，则泥而不通矣。

一阴、二阴等煎，盖即天一、地二诸数而明其方，故五阴煎为补脾阴之剂，方中不宜更杂白术、扁豆、莲肉。盖白术燥脾湿，扁豆、莲肉益脾气，而不能长脾阴也。二阴煎即导赤散加麦冬、枣仁、元参、黄连清润之品，殊觉有力。

【点评】脾为湿土，其虚多见于气、阳；胃为燥土，其虚多见于阴、血。故脾之阴虚多表现于胃。景岳五阴煎重用熟地以补阴，芍药、五味子以敛阴，山药、扁豆、茯苓、莲子健脾而不燥。至于甘草、白术，量小，助脾健运而已，未尝不可。

喻氏春温论辨

喻氏论春温，以冬伤于寒，春必病温，为一例；以冬不藏精，春必病温，为一例；以既伤于寒，又不藏精，为一例。愚按，《金匮》云：大邪中表，小邪中里。大邪漫风，虽大而力微；小邪户牖隙风，虽小而气锐。以其锐也，故深入在里；以其小也，故藏而不觉。冬伤于寒者，冬时所受之寒，本自小而不大，而又以不能蛰藏之故，邪气得以深伏于里；伏之既久，寒变为热，至春人气升浮，邪气与之俱出，则发热而渴。是以冬伤于寒者，春月温病之由；而冬不藏精者，又冬时受寒之源耳！嘉言所分三例，其实不过一端，而强为区画，辞愈烦而理愈晦矣。

寒毒藏于肌肤，此叔和之谬说也。喻氏亦云冬伤于寒，藏于肌肤，感春月之温气而始发。肌肤，阳明胃之所主也。愚意肌肤非能藏之地，阳明亦无受寒不发之理，惟少阴为阴，寒邪亦为阴，以阴遇阴，故得藏而不发。是以伤寒之邪，自太阳递入三阴；温病之邪，自少阴传出三阳。岂肌肤与胃之云乎哉？

【点评】冬季正气受损，来年春季正气虚弱，复感温热病邪，即可发为春温。

喻氏云：仲景治温症，凡用表药，皆以桂枝汤，以示微发于不发之意。又云：温病二三日间，当用麻黄附子细辛汤、麻黄附子甘草汤，深入肾中，领出外邪，则重者愈矣。此喻氏之臆说，非仲景之旧章也。盖温邪非发散可愈，即有表症，亦岂辛温可发？且桂枝汤为伤寒表病而里和者设，温症邪从里发，而表且未病，若用桂枝，适足以助温邪而留病气。又温病伏寒变热，少阴之精已被劫夺，更用辛、附，是绝其本而资之脱也。即曰少阴本寒标热，邪入其界，非温不散，然而温病之发，寒已变热，其欲出之势，有不待引之而自甚者。其不能出者，必皆阴精已涸者也，不然宁有不出者耶？喻氏强引经文，傅会己意，自误误人，不容不辨！

【点评】温病解表当用辛凉。

喻氏云：冬伤于寒者，太阳膀胱主之；冬不藏精者，少阴肾经主之。与两感伤症中，一日太阳受之，即与少阴俱病，则头痛、口干、烦渴而满之例，纤毫不差。愚谓温病有新旧合邪，而无表里两感。盖温病是伏气所发，少阴有伏气，太阳而亦能伏气者，未必然也。不能伏，则感而即发，乃是伤寒，而终非温病矣。

【点评】人体有风寒表证者为伤寒，有风温表证者为温病。温病表证为卫分受邪，而非太阳经，卫分邪气由口鼻入侵，太阳经邪气由肌表入侵。

喻氏云：少阴为阴脏而少血，所以强逼少阴汗者，重则血从耳、目、口、鼻出，而厥竭可虞；轻亦小便不利，而枯涸可待。余每用桂枝，必加生地，以匡芍药之不逮，功效历历可纪。此论最善，可以稍补前言之失。盖温病之发，阴气先伤，设有当行解散者，必兼滋阴清热之品参其间，昔贤于葱豉汤加童便，栀豉汤中加生地、麦冬，亦此意也。

【点评】治温关键在于保津液。

又曰：今人见热胜烦枯之症，而不敢用附子者，恶其以热助热也。孰知不藏精之人，肾中阳气不鼓，津液不得上升，故枯燥外见。才用附子助阳，则阴精上交于阳位，如釜底加薪，则釜中之气水上腾，而润泽有立至者。数语亦有至理，惟于温病不能无弊。盖阴凝之枯燥与阴竭之枯燥霄壤悬殊，万一误投，死生立判，不可不细审也！

【点评】阴凝有水而不化，阳加则气化矣；阴竭无水而干涸，阳加则阴竭矣。

柯氏《伤寒论翼》辨

柯氏云：仲景之书，撰同《素问》。《皮部论》云：阳主外，阴主内。故仲景以三阳主外，三阴主内。又曰：在阳者主内，在阴者主出，以渗于内。故仲景又以阳明主内。少阴亦有反发热者，故仲景于表剂中用附子，是因其渗也。又曰：少阴之阴，名曰枢儒，其入于经也，从阳部注于经；其出者，从阴内注于骨。故仲景制麻黄附子汤，治发热，脉沉，无里症者，是从阳部注经之意也；制附子汤，治身体骨节痛，手足寒，背恶寒，脉沉者，是从阴内注于骨之义也。按《内经》所谓阳主外，阴主内者，是言阳明之阳，以阳明为阳之阖，故出则从阳而主外，入则从阴而主内也。所谓在阳者主内，在阴者主外，以渗于内者，是言少阳之阳，以少阳为枢为机之地，故在阳者其用反从阴而主内，在阴者其用反从阳而主出，以渗于内。渗于内，如便液之属，盖从内出外之意也。少阴亦枢机之地，故其入者反从阳而注于经，其出者反从阴内注于骨也。此《皮部论》之义，柯氏似此援引，未尽的确。

【点评】络在外，故为阳；经在内，故为阴。阳衰水泛治以麻黄附子汤，寒湿内盛治以附子汤。仅此而已！

柯氏援地理兵法，喻病邪之浅深，方药之大小，可谓深切著明。而于兵法又多精义，非好为夸大者可比。张千秋口陈乌桓兵事，了如指掌，非达识经事，不能如此。

柯氏因阴阳十脉，而立对待正看六法，曲尽其变，几无遁形矣。

太阳膀胱之经，起于足小趾，循股上行，至头，为三阳之表。而寒邪伤人，多自表入，故太阳得先受邪，有头项强痛、背疼等症。而柯氏云：心为太阳，故得外统一身之气血，内行脏腑之经隧；若膀胱位列下焦，为州都之官，所藏津液，必待上焦之气化而后出，何能外司营卫，为诸阳主气哉？又曰：伤寒最多心病，以心当太阳之位也。心为君主，寒为阴邪，君火不足，寒气得以伤之，所以名为大病。按少阴心经，起于手小指，循臂上行，入缺盆，注心中。今伤寒初病，不闻有是经所生症者，而邪入心经，变不复见头项强痛等症。夫心以为太阳之位，则不应无太阳之症，以心为一身之主，不得易膀胱之位；况仲景所谓太阳者，只就经脉而言，自表邪传经入里，热结膀胱，乃始及于腑。柯氏但知其位卑在下，不得为都会之地，而不思其经络所过，实为一身之表邪！徇尊卑之名，忘经野之实，亦何取焉？且伤寒虽曰大病，未必便是死症。若寒邪犯心，水来克火之说，自是寒邪直入心脏之病，而非大概伤寒在表之病矣。必如其说，则伤寒之病，十无一生，虽救疗之不及，而何有延至十数日之久哉？且以心当太阳之位，则太阳随经入里之邪，将直犯君主，而何以仍归膀胱，为小便不利，为结血不行？炫新说而变旧章，智者之过也，道其不明矣夫！

【点评】太阳为太阳经之太阳，非火热极之太阳，与心无关。

膀胱有下口而无上口，处大肠、小肠交接之间，即阑门也。阑门者，泌别水谷之处，气通命门。人之水谷入胃，以次传入小肠，斯时虽已熟腐，而清浊犹未分也；至于阑门，而得命门之火，熏蒸分布，于是水液渗入膀胱，糟粕下入大肠。入大肠者，以渐而下；入膀胱者，满而后泻。柯氏乃谓膀胱有上口而无下口，能入而不能出，必待太阳气化，而溺始出。非也。果尔，则胞中之水，其渗已多，而犹未溺之时，更于何处可蓄耶？且《内经》所谓气化则能出者，亦非太阳之气化，乃肺经之气化也。肺经之气化，则膀胱之气亦化，满而后出，虚而复受；不然，虽满不能出也。是以膀胱虽主津液，而非命门之火蒸之，则不能入；非肺金之气化，则不能出。不入，则溏泻之病生；不出，则癃闭之病作矣。

【点评】膀胱气化乃肾气化也，非肺金所化。

宣明人参白术散方论

宣明人参白术散，治遍身燥湿相搏，玄府致密，遂致忪悸，发渴，饮食减少，不为肌肤。方以人参、甘草，甘以益虚也；生地黄润以滋燥；石膏、黄芩、滑石寒以除热也，白术、茯苓燥以除湿也。而意特在湿热，故白术、滑石、石膏数独多焉。其用参、地、甘草者，热积则真气消，湿聚则坚燥生也。尤妙在薄荷、藿香以行表气，缩砂仁以行里气，表里气通，而后湿可行，热可去，此画龙点睛法也。白术汤方论，与此略同，学人宜究心焉。

【点评】忪悸为病症名，即怔忡，指心跳剧烈的一种病症。湿热内郁则三焦水道闭阻；水道阻则气机闭；湿热侵外，则身表燥湿相搏，玄府致密，遂有"忪悸，发渴，饮食减少，不为肌肤"诸症。治则当除湿热，热清湿燥，表里气通，则忪悸自除。

柴胡梅连散罗氏秦艽鳖甲散方论

风劳骨蒸，久而咳嗽吐血，脉来弦数者，柴胡梅连散主之。盖邪气既久，积于表里之间而不退，非可一汗而去者，故用柴胡之辛散，必兼乌梅之酸收；而久积之风内蕴骨髓者，已变风之体而为热，则宜用胡黄连之苦寒以清之。然兵无向导则不达贼境，药无引使则不通病所。新病且然，况伏邪乎？故胆以合胆，髓以合骨，薤白之通阳，童便之通阴，而表里肌骨之邪，庶尽出欤！

罗氏秦艽鳖甲散，与柴胡梅连同意，亦治风劳骨蒸肌热之症。然减前胡之泄气，而加当归之和血，去黄连之苦寒，而用青蒿之辛凉，气味为较和矣。久病之人，未必不宜缓法也。

【点评】《医方考》云："风，阳气也，故在表则表热，在里则里热，附骨则骨蒸壮热，久蒸则肌肉消瘦。无风不作骨蒸，此崑之立言也。罗谦甫氏之主此方，盖有神契者矣。柴胡、秦艽，风药也，能驱肌骨之风；骨皮、知母，寒品也，能疗肌骨之热；鳖，阴类也，甲，骨属也，骨以及骨，则能为诸药之向导，阴以养阴，则能退阴分之骨蒸；乌梅味酸，能引诸药入骨而收其热；青蒿苦辛，能从诸药入肌而解其蒸；复有当归，一以养血，一以导诸药入血而除热于阴尔。"

补中益气汤六味地黄汤方合论

阳虚者，气多陷而不举，故补中益气多用参、芪、术、草，甘温益气，而以升、柴辛平助以上升；阴虚者，气每上而不下，故六味地黄丸多用熟地、萸肉、山药，味厚体重者，补阴益精，而以茯苓、泽泻之甘淡助之下降。气陷者多滞，陈皮之辛所以和滞气；气浮者多热，牡丹之寒所以清浮热。然六味之有苓、泽，犹补中之有升、柴也；补中之有陈皮，犹六味之有丹皮也。其参、芪、归、术、甘草，犹地黄、茱萸、山药也。法虽不同而理可通也。

【点评】佐药之用，佐助、佐制、反佐，最见功底。

归脾汤方论

归脾汤兼补心脾，而意专治脾。观于甘温补养药中，而加木香醒脾行气，可以见矣。龙眼、远志，虽曰补火，实以培土。盖欲使心火下通脾土，而脾益治，五脏受气以其所生也，故曰归脾。

【点评】归脾治心血虚、脾气虚。脾虚则不能运化生血，故气血所补皆归于脾。

凤髓丹方论

凤髓丹为太阴湿热下注，少阴遗浊者设。黄柏苦能燥湿，寒能除热，故以为君；湿热易成壅滞，砂仁之辛香可以利之；脾邪不独伤肾，亦且自伤，炙甘草之甘温可以益之。然诸治湿热药不用，而独取黄柏、砂仁者，以其气味兼通少阴也。

【点评】凤者，封也。黄柏专清相火以坚肾阴，使水火相承，精安其位；甘草缓急，泻火除烦，且能使水土相合，以妙封藏之固；缩砂醒脾下气，能纳五脏六腑之精而归于肾，肾家之气纳，肾中之髓自藏矣。

小投杯汤方论

上气有热者，麻杏甘石汤；无热者，小投杯汤，盖即麻杏甘石而以桂心易石膏。同一通肺下气，而寒温易用，法斯备矣。

【点评】石膏辛凉，能散肺热；桂心温里，能通肺气。

清暑益气汤清燥汤合论

清暑益气汤，盖谓其人元气本虚，而又伤于暑湿，脾得湿而不行，肺得暑而不肃，以致四肢倦怠，精神短少，懒于动作，胸气短促，不思饮食，脉浮缓而迟者设。故用人参、黄芪、白术、甘草、归身，甘温气味，以补中益气；苍术、黄柏、泽泻，以除湿热；升麻、葛根，以除客热；而肺喜清肃，得热则烦，故以麦冬、五味清而收之；脾喜疏通，得湿则壅，故以炒曲、青皮、陈皮温而行之。此正治脾肺气虚而受暑湿，若体实脉盛，或虽虚而不甚，及津涸烦渴多火者，则不可混投也。清燥汤亦治长夏湿热蒸人，气体困倦，腰足痿软之症，故比清暑益气多黄连、茯苓、猪苓、柴胡，无泽泻、葛根、青皮，则清利之力差多，疏滞之力差少。是名清燥，清以降逆，燥以胜湿也。

【点评】消暑益气汤、清燥汤所治之证，一为暑湿所致，一为湿热所致。暑湿多为外邪，宜清利；湿热多为内伤，宜疏滞。

方法余论

治外感，必知邪气之变态；治内伤，必知脏腑之情性。治六淫之病，如逐外寇，攻其客，毋伤及其主，主弱则客不退矣；治七情之病，如抚乱民，暴其罪，必兼矜其情，情失则乱不正矣。

【点评】外感有传变，然正气存内，邪不可干。内伤于情志，故心病还需心药医。

营道者，知其雄，守其雌；制方者，知其奇，守其正。

【点评】行方智圆。

攻除陈积之药，可峻而不可快，宜专而不宜泛。快则急过病所，泛则搏击罕中，由是坚垒如故，而破残已多，岂徒无益而已哉？

【点评】专注而有力，痼疾方能除。

母之与子，气本相通。母旺则及其子，子旺亦气感于母。故《删繁论》云：肝劳病者，补心气以益之。余脏皆然。则不特"虚则补其母"一说已也。

【点评】母子本一体，荣辱与共。

阳与阴反，然无阴则阳不见矣；邪与正反，然无正则邪不显矣。是以热病饮沸汤而不知热，痿痹手足反无痛者，阴盛而无与阳忤，正衰而不与邪争也。如是者，多不可治。

【点评】孤阴不长，孤阳不生。

木、火有相通之妙，金、水有相涵之益。故不特木能生火，而火亦生木；不特金能生水，而水亦生金。水之生金，如珠之在渊；火之生木，如花之含日。

【点评】木火相旺，金水相生。

寸口分诊脏腑定位

脾与胃合，肝与胆合，肾与膀胱合，皆足经也。其脏腑皆相依附，则其诊候亦应同在一部。如左关候肝、胆，右关候脾、胃，左尺候肾与膀胱是已。肺与大肠合，心与小肠合，心包络与三焦合，皆手经也。其脏腑不相依附，则其诊候亦不必同在一部。按《内经》云：尺外以候肾，尺里以候腹。又云：前以候前，后以候后，上竟上者，胸喉中事。是以大肠当候于右尺之里，小肠当候于左尺之里，三焦分立上、中、下三部。如此，则左心、小肠，右肺、大肠之谬，可不辨而自着矣。

【点评】本段所引《内经》尺脉为尺肤诊之"尺"，非寸关尺之"尺"，尤氏混为一谈矣。

古方权量

古方汤液分两，大者每剂二十余两，小有十余两，用水六七升或一斗，煮取二三升或五六升，并分三服，一日服尽，为剂似乎太重，后世学者，未敢遵式。按陈无择《三因方》云：汉铜钱质如周钱，文曰半两，则汉方当用半两钱二枚为一两。且以术附汤方校，若用汉两计，一百八十铢，得开元钱二十二个半重，若分三服，则是今之七钱半重一服。此说最有根据。《千金》以古三两为今一两，古三升为今一升。仍病其多，不如陈说为是。

【点评】汉1升约为今300毫升，1两约为今15.6克。

火齐汤

仓公治病，恒用火齐汤，而其方不传。刘宗厚云即古方黄连解毒汤是。未知何据。按仓公用治齐郎中令之涌疝中热，不得前溲；齐王太后之风瘅热客脬，难于大小便，溺赤。则亦清寒彻热之剂也夫！

【点评】清代张璐《张氏医通》认为："伊尹三黄汤，仓公名火齐汤，《金匮》名泻心汤"。

蛲瘕

蛲瘕为病，腹大，上黄，肤粗，循之戚戚然。上黄，面黄也。盖即今人虫蛊之病，腹大，面黄，而肌肤粗涩者也。

【点评】虫蛊即今之寄生虫病。

葱豉汤

《肘后》云：伤寒有数种，庸人卒不能分别，今取一药兼疗者，用葱白一虎口，豉一升，水煮顿服，汗出即愈。按《本草》淡豉，治伤寒时疾，热病发汗。元素云：葱茎白，通上下阳气。合而用之，故能通治数种伤寒。然其方亦有数变：一加葛根三两；一加升麻三两；若不汗，更加麻黄三两，助之散也。一加米三合，益气以出汗也。一加童便三升，汗出于阳而生于阴，火多者宜之也。《深师》又加乌梅十四枚，葛根半斤，兼治烦满也。《圣济总录》加人参、萎蕤、羚羊角，治劳风项强急痛，四肢烦热。《千金》加栀子、黄连、黄柏、大黄各半两；一加生地、石膏各八两，生葛四两，为表里证治之别。以意斟酌，投之辄验，诚良方也。

【点评】诸葱豉汤皆为通阳发汗之剂。

枳实栀子豉汤

仲景治大病瘥后劳复者，枳实栀子豉汤主之。广剂加葱白、粟米、雄鼠粪。范汪加桂枝、大黄、麻黄；又方去栀、豉，加甘草、桂心、大黄、芒硝。《千金》加石膏、鼠粪。崔氏单加鼠粪一味。《古今录验》加麻黄、大黄；一加鼠粪、大黄；一去栀、豉，加鼠粪；一加鼠粪、麻黄；一去栀子，加甘草、大黄、芒硝。许仁则又加葱白、生姜、干葛、麦冬、生地。或主表，或主里，或兼主表里，或兼养，或兼滋，或表里与滋养兼施。凡十余变，而栀豉之法尽矣。

【点评】仲景之方，药少方小，切中要害，临证应变加减方便。

咸寒

热淫于内，治以咸寒，《内经》之旨也。仲景疗伤寒，加芒硝于苦寒药中。文仲又加芒硝于甘寒药中，其方以生麦冬一升，生地黄一升，知母二两，生姜二两半，芒硝二两半，水煮，分五服，取利为度。由是，而咸寒之用乃广矣。

【点评】寒能清热，咸能软坚。热淫于内，津液亏耗，燥屎秘结，非软坚不足以下之，不下之不足以泄热。

酸苦涌泄

院河南[①]治天行热，解毒多用苦酒、猪胆、生艾汁、苦参、青

---

① 院河南：疑为"阮河南"之误。《外台秘要》载："阮河南曰：疗天行，凡除热解毒，无过苦酢之物，故多用苦参、青葙、艾、葶苈、苦酒、乌梅之属，此其要也。"

莔、葶苈之属。《外台》单用苦参一两，酒煮，并服，取吐如烊胶便愈。张文仲疗伤寒、温病等，三日以上，胸中满，用苦酒半升，猪胆一枚，和服，取吐。盖即《内经》酸苦涌泄之义。然今人之用此者罕矣。

【点评】其在上者，因而越之。水食毒物停滞胃脘最宜用吐法。

五疰鬼气

五疰鬼气之病，或助正气以辟之，如苏合香丸之属是也；或假鬼气以引之，如死人枕、天灵盖之属是也。徐嗣伯、刘大用恒用此法，而嗣伯云：鬼气伏而不起，故令人沉滞，得死人枕，促之魂气飞越，不得伏附体，故尸疰可瘥。刘氏治妇人因人入庙，为邪鬼所凭，致精采荡越，与死人枕煎汤饮之，大泻数行而愈。则是死人之枕引鬼气，或从上越，或从下出，随其攸利，与草木气味升降浮沉，各具一体性者不同。今人亦罕有闻用之者矣。

《千金》疗尸疰方：发灰、杏仁，熬令紫色，等分，捣如泥，以猪膏和酒服，如桐子三丸，日三，神良。愚谓此治血枯经络涩闭成劳者之良方也，亦即百劳䗪虫之意，而气味和调，可以无弊，或以桃仁易杏仁，亦得。

【点评】所谓鬼疰，或为痨病，或为传染病。

疟

疟之病，热气舍于营，寒气居于卫。寒居于卫，则束其营之热，不得外越；热舍于营，则阻其卫之寒，不得内乘。气相抑而适相持，是以伤寒易变，而疟病不迁也。疟邪不能自发，必得人之正气而后发，故曰卫气之所在，与邪气相合则病作。

疟邪外不在皮肤，内不在脏腑，是以汗之而不从外泄，下之而不从里出也。

风气常在，疟有时而休。常在者，其气舒；蓄而作者，其气暴，故工不能治其已发也。

疟发已而邪递浅者，其作日蚤；发已而复伏愈深者，其作日晏。日蚤者易已，日晏者难已。其始晏而终蚤者，邪气下行极而之上也。是以疟病欲愈，一日反二三发，其邪愈浅，辄与卫气相薄故也。

疟之为病，邪正分争，往来不已，有战之义也。治之必先助其正气，或急去其邪气。盖正旺则邪自解，邪去则正亦安也。今有人体虚患疟，不数日而作渐晏，势渐衰，神气反昏而不可救，非正虚而邪陷之故欤？

【点评】疟邪与卫气相集，入与阴争，阴实阳虚，以致恶寒战栗；出与阳争，阳盛阴虚，内外皆热，以致壮热，头痛，口渴。疟邪与卫气相离，则遍身汗出，热退身凉，疟发停止。

阴阳交

阴阳交之病，古有其名，而无能抉其义者。愚谓"交"非交通之谓，乃错乱之谓也。阴阳错乱，而不可复理，攻其阴则阳捍之不得入，攻其阳则阴持之不得通，故曰交者死也。郭白云所谓即是两感之病，盖从汗出而热不退处悟入。然两感究竟是阴阳齐病，而非阴阳交病，是以与先表后里，或表里并治之法，以其未尝混合为一也。

【点评】阴阳交为阳脉在阴位，阴脉在阳位；阴阳两感为阴经与阳经同病。

崩中下血

妇人崩中下血，多因湿热伤脾胃而致。盖脾统血，伤则失守也。医者不知其脾湿，而但与固脱之剂，血虽止而湿转郁矣。是以崩中之后，多成胀满、黄病，医多不能识此。

【点评】脾失统血能致崩中，脾虚则湿生。固脱之剂多酸涩，酸涩则湿不化，湿盛困脾则脾更虚，胀满、黄病甚矣。

耳聋治肺鼻塞治心

古云：耳聋治肺，肺主声；鼻塞治心，心主臭。愚谓耳聋治肺者，自是肺经风热、痰涎闭郁之症。肺之络会于耳中，其气不通，故令耳聋，故宜治其肺，使气行则聋愈。夫声从外入，非无声也，有声而不能入也，而谓肺主声何哉？其鼻塞治心者，经云：心肺有病，而鼻为之不利。治心者，盖以利鼻，岂曰致臭哉？

【点评】手太阴肺络，会于耳中，肺虚则少气不能报息而耳聋。手少阴心经支脉夹咽经面部，沿鼻旁上连目系；手太阳小肠经支脉，别颊，上䪼，抵鼻。皆因经络循行，不必牵强附会。

噎膈反胃之辨

噎膈、反胃，自是二病，世医每连称而并举之者，丹溪实作之俑也。丹溪曰：其槁在上，近咽之下，水饮可行，食物难入，入亦不多，名之曰噎；其槁在下，与胃为近，食虽可入，良久复出，名之曰膈，亦曰反胃。是以噎膈分上、下二病，而以反胃属之膈，殊欠分明。愚谓噎膈之所以反胃者，以食噎不下，故反而上出，若不噎则并不反矣。其反胃之病，则全不噎食，或迟或速，自然吐出，与膈病何相干哉？二者病本不同，治法亦异，不可不辨！

【点评】噎膈是指吞咽受阻，或食入即吐的一种疾病。《金匮要略》曰："趺阳脉浮而涩，浮则为虚，涩则伤脾，脾伤则不磨，朝食暮吐，暮食朝吐，宿谷不化，名曰胃反。"

泻痢不同

痢与泄泻，其病不同，其治亦异。泄泻多起寒湿，寒则宜温，湿则宜燥也；痢病多成湿热，热则宜清，湿则宜利也。虽泄泻亦有热症，然毕竟寒多于热；痢病亦有寒症，然毕竟热多于寒。是以泄泻经久，必伤胃阳，而肿胀、喘满之变生；痢病经久，必损其阴，而虚烦、痿废之疾起。痢病兜涩太早，湿热流注，多成痛痹；泄泻疏利或过，中虚不复，多作脾劳。此予所亲历，非臆说也。或曰：热则清而寒则温是已，均是湿也，或从利，或从燥，何欤？曰：寒湿者，寒从湿生，故宜苦温燥其中；湿热者，湿从热化，故宜甘淡利其下。且燥性多热，利药多寒，便利则热亦自去，中温则寒与俱消。寒湿必本中虚，不可更行渗利，湿热郁多成毒，不宜益以温燥也。

【点评】痢疾多久病，虚实夹杂，治以理气通利。泄泻多急症，病因单一，治以固涩止泻。

温病风温温疫湿温温毒温疟之异

温病者，冬月伏寒化热，至春而发，所谓春时阳气发，于冬时伏寒者是也。风温者,温病而兼新风,发汗已则风气去,而温气发,故身灼热也。温疫者,温气盛而成疠也。湿温者,温气而兼湿邪,湿能生温,温亦生湿也。温毒者,温气发而不能遽散,怫郁成毒,犹伤寒之有阳毒、阴毒也。温疟者,温病系在少阳,时作时止,乍进乍退者也。春温之症,轻重不同。旧有冬伏之寒邪,新感春时之风气,其寒从风而并于外者轻,其风从寒而并于内者重矣。并于内者治其内,毋遗其外;并于外者治其外,毋伤其内。若旧伏之寒已变为热,而更感春时之风,风热相激,多成风疟。其引之而随出者轻,其发之而转陷者危矣。又有七情、饥饱、劳倦之人,复受六气风寒暑湿之邪,若内就外而甚于外者,先治其外而后调其内;若外就内而甚于内者,先治其内而后调其外。王好古云:治内兼外者,不可寒下,若寒下,则经邪陷于内矣;治外兼内者,不可热发,若热发,则益中热于外矣。又曰:外重而内轻者,先治其外,后治其内;若积寒伤冷,脉已从阴,虽有标病,不须治标,独治内也,内既得温,标病不发而自愈。何以然?发表之药不远热也。故曰:阴症治本不治表,表本俱得;治标不治本,标本俱失。

温邪之发,阴必先伤,设有当行解散者,必兼滋阴之品于其中。昔人于葱豉汤中加童便,于栀豉汤内加地黄、麦冬,亦此意也。

温毒发斑,与伤寒发斑不同。温毒之邪,从内之外;伤寒之邪,从外入内。是以温毒发斑者,邪气离里而之表,其症轻;伤寒发斑者,邪气盛于内而见于外,其症重。盛于内者,必使下泄,而后者可去,华元化所谓须要下之,不可留于胃中是也;之于外者,可从表而出之,郭白云所谓其毒久郁而发,病不在里,故不可下,必随表症治之,当用药解肌热者是也。

【点评】风温感于风邪，湿温感于湿邪，温疫感于戾气，温毒热郁壅盛，温疟寒热两感。凡温之证皆为温病，温病治应清温保津液。

目赤肿痛

目赤肿痛，人知降火，而不知活血，所以多不得力，只用四物汤，内地黄用生，芍药用赤，加酒蒸大黄、赤茯苓、薄荷叶，治之甚妙，此戴复庵法。余谓目赤肿痛，人知活血，而不知治痰。脾胃壅滞，积热生痰，积痰生热，辗转相因，气冲头目，昏痛不已者，须用半夏、石菖蒲、黄芩、枳实、茯苓、陈皮，微兼菊花、白蒺藜之属治之。

【点评】肝火上炎者清肝泻火即可，痰热互结者还需理气化痰。活血药行气祛瘀，能破痰热郁结之势。

口糜

王肯堂治许少薇口糜，谓非干姜不愈，卒如其言。又从子懋镕，亦患此，势甚危急，欲饮冷水，与人参、白术、干姜各二钱，茯苓、甘草各一钱，煎成冷饮，日数服，乃已。盖土温则火敛，人多不能知。此所以然者，胃虚食少，肾水之气逆而乘之，则为寒中，脾胃虚衰之火被迫上炎，作为口疮。其症饮食少思，大便不实，或手足逆冷，肚腹作痛是也。

【点评】脾胃虚衰，火不归元，虚阳外越，上行于口，而成口疮。故虚火口糜不可清热泻火，但可引火归元，温阳纳气。

冷劳

虚劳之人，气血枯耗，生气不荣，则内生寒冷，张鸡峰所谓冷劳者是也。宜建中、复脉、八味肾气之属，甘温辛润，具生阳化阴之能者治之。亦有邪气淹滞，经络瘀郁者，元珠所谓体虚之人，最易感于邪气，当先和解，微利微下之，次则调之。医不知而遽行补剂，邪气不解，往往致死。是故虚劳之治，固不必专以补阴降火为事也。

【点评】虚劳之人往往气血两亏，阴阳俱弱。补则难化，遂成负担；攻则难受，邪反不解。和法精细，攻中有补，寓攻于补，最为合适。

热风

热风，热化为风也。患人头目昏眩痛，口鼻燥，热气出，微恶风，时时有热者是也。是虽辛凉，不能解之。孟诜云：患热风人，宜食牛乳，谓其气味甘寒，而性濡润，能使肌热除而风自熄。求之草木、芦根、蔗浆、梨汁之属，性味相似，亦《内经》风淫于内，治以甘寒之旨也。

【点评】风热在体表，辛凉解表即可；热风在肌理，辛凉之外尚需滋阴润燥。

食咸头汗出

一人食咸，头汗如注，食淡则否。诊之心脉独大而搏指，因问曰：燥欲饮乎？曰：然。每晨起舌必有刺，因悟所以头汗出者，心火太盛，而水不胜之也。味咸属水，而能降火，火与水搏，火盛水微，不能胜之而反外越也。其出于头者，水本润下，而火性炎上，水为火激，反从其化也。食淡则否者，咸味涌泄为阴，淡味渗泄为阳，阳与阳从，不相激射，故得遂其渗泄之性而下行也。

【点评】肾阴亏虚，心火亢盛，心肾水火失济，心火独亢而上炎，治以滋肾阴，清心火，引火归元，沟通心肾。

杂识

《医悟》融会群经，贯穿百家，不为名言高论而义理自著，以视夸大其言而不适于用者，奚啻霄壤！

《医读》平易简要，可为中人以下说法，要非熟读群书，通晓方药者，不能为此。

《正本书》辨论古方铢量权衡，甚为详悉，以及唐宋医局官制医书本草汤液脉病，并有卓见。亦好古博雅之士欤！

《韩氏十四药定经》因时和解之法，极意分晰，而眉目未清，绝无准绳，而多所裁制。逞一己之私意，乱先圣之旧章，不足为后学法也。

跋

　　夫治病犹治国也。治国者，必审往古理乱之事迹，与正治之得失，而后斟之以时，酌之以势，而后从而因革之；治病者，必知前哲察病之机宜，与治疗之方法，而后合之气体，辨之方土，而后从而损益之。盖未有事不师古，而有济于今者；亦未有言之无文，而能行之远者。予自弱冠，即喜博涉医学，自轩岐以迄近代诸书，搜览之下，凡有所得，或信或疑，辄笔诸简，虽所见未广，而日月既多，卷帙遂成。昔真西山修《读书记》谓门人曰：此人君为治之门，如有用我者，执此以往。予之是集，即西山读书记之意也，执此以往，亦可以应变无穷矣。

饲鹤山人尤怡识

附《静香楼医案》三十一条

　　罗氏论虚劳之证，都因邪伏、血郁而得，不独阴亏一端也。至晚寒热时减时增，其为阳陷入阴可知。滋肾生肝，最为合法，略加损益，不必更张可也。

　　熟地　白芍　丹皮　茯苓　怀药　柴胡　鳖甲　炙草

　　真阳气弱，不荣于筋则阴缩，不固于里则精出，不卫于表则汗泄，三者每相因而见。其病在三阴之枢，非后世方法可治。古方八味丸，专服、久服，当有验也。眩晕，呕恶，胸满，小便短而数，口中干。水亏于下，风动于上，饮积于中，病非一端。

　　羚羊角　钩藤　半夏　小生地　天麻　竹茹　广皮　茯苓

　　肝阳化风，逆行脾胃之分，液聚成痰，流走肝胆之络，左体麻痹、心膈痞闷所由来也。而风、火性皆上行，故又有火升、气逆、鼻衄等症，此得之饥饱劳郁，积久而成，非一朝一夕之故矣。治法清肝之火，健脾之气，亦非旦夕可图也。

　　羚羊角　橘红　白术　枳实　天麻　半夏　茯苓　甘草　麦冬

　　肺阴不足，肺热有余，咳则涕出，肌体恶风，是热从窍泄，而气不外护也。他脏虽有病，宜先治肺。

　　阿胶　杏仁　贝母　北参　兜铃　茯苓　炙草　糯米

干呛无痰，是肝气冲肺，非肺本病。仍宜治肝，兼滋肝气可也。

川连　白芍　乌梅　甘草　当归　牡蛎　茯苓

络脉空隙，气必游行作痛。最虑春末夏初，地中阳气上升，血从气溢。趁此绸缪，当填精益髓。盖阴虚咳嗽，是他脏累及于肺，若治以清凉，不但病不能去，而胃伤食减，立成虚损，难为力矣。

海参　熟地　金樱膏　麋角胶　湘莲肉　北味　萸肉　怀药　茯神　芡实

即将二膏捣丸。

阴不足而阳有余，肝善逆而肺多郁。脉数，气喘，咳逆见血，胁痛。治宜滋降，更宜静养。不尔，恐其血逆不已也。

小生地　荆炭　白芍　童便　郁金　小蓟　藕汁

离经之血未净而郁于内，寒热之邪交煽而乱其气，是以腹满，呕泄，寒热，口燥。治当平其乱气，导其积血。元气虽虚，未可骤补也。

丹皮　楂炭　泽兰　赤芍　郁金　丹参　牛膝　小蓟

凡有瘀血之人，其阴已伤，其气必逆。兹以血紫黑无多，而胸中满闷，瘀犹未净也；而舌绛无苔，则阴之亏也；呕吐不已，则气之逆也。且头重、足冷，有下虚上脱之虚；恶寒、谵语，为阳弱气馁之征。此症补之不投，攻之不可，殊属棘手！

人参　茯苓　山漆　吴萸　乌梅　牡蛎　川连　郁金

少阴为阴之枢，内司启闭，虚则失其常矣。宜以法壮其枢，或通或塞，皆非其治。

熟地　杞子　菟丝　茯苓　丹皮　萸肉　怀药　沙苑

中气虚寒，得冷即泻，而又火升、齿衄等症，古人所谓胸中聚集之残火，腹内积久之沉寒。此当温补中气，俾土厚则火自敛。

人参　茯苓　白术　炙草　干姜　益智仁

肺实于上、肾虚于下、脾困于中之候也。然而实不可攻，姑治其虚；中不可燥，姑温其下。且肾为胃关，而火为土母，或有小补，未可知也。

金匮肾气丸

汗出偏沮，脉来不柔，时自歇止，肝阳有余，而胃阴不足，于是稠痰浊火，扰动于中，壅滞于外。目前虽尚安和，然古人治未病不治已病，知者见微知著，自当加意调摄为佳。

人参　川斛　南枣　半夏　茯苓　炙草　麦冬　丹皮　小麦

表虚易感风邪，里虚易作泻，上虚则眩，下虚则梦泄。宜玉屏风散。

黄芪　防风　白术　茯苓　牡蛎　炙草

脐中时有湿液腥臭，按脉素大，此少阴有湿热也。六味能除肾间湿热，宜加减治之。

六味去山药，加川柏　萆薢　车前　女贞

下体失血之余，阴气必伤，邪乃乘虚直入阴中，挟身中之虚阳而上逆，头热、肢冷、咳呛、气冲，至夜尤甚，皆其验也。此症邪少虚多，下虚上实，不与大概时病同法。此愚一偏之见也，未识高明以为然否？

生地　白芍　茯苓　麦冬　炙草　元参

疟发而血上下溢，得之中虚，而邪复扰之也。血去既多，疟邪尚炽，中原之扰犹未已也。谁能必其血之不复来耶？谨按，古法中虚血脱之症，从无独任血药之理。而疟病经久，亦必先固中气。兹拟理中一法，止血在是，止疟亦在是，惟高明裁之！

人参　於术　炮姜　炙草

心者藏之脏，心太劳则神散而心虚，心虚则肾气乘之，故恐，经所谓厥气上则恐也。是病始因心而及肾，继因肾而心益困矣。经云：心欲软，肾欲坚。心软则善下，故软之必咸；肾坚则不浮，坚之者必以苦。又云：高者抑之，散者收之。治心肾神志不收者，法必本乎此。以心为血脏，肾为精脏；欲神之守，必养其血，欲志之坚，必益其精。则甘润生阴、质重味厚之品，又足为收神志之地也。

人参　川连　怀药　天冬　熟地　茯神　五味　牡蛎　萸肉　柏仁　桂心

骤惊恐惧，手足逆冷，少腹气冲即厥，阳缩，汗出。下元素亏，收摄失司，宜乎助阳以补纳；第消渴、心悸、忽然腹中空洞，此风消肝厥，非桂、附刚剂所宜。

炒黑杞子　舶茴香　当归　桂木　紫石英　白龙骨　细辛

肝阴素亏，风温扰之，发为痉病，神昏，龂齿，瘛疭不定。法当滋养肝阴，以荣筋脉；清涤痰热，以安神明者也。若能应手，尚可无虑。

羚羊角　茯神　钩藤　川贝　真阿胶　鲜菖蒲　鲜竹沥

风热上甚，头痛不已，如鸟巢高巅，宜射而去之。

制军　犀角　川芎　细茶

此肾厥心痛，背胀牵及腰中。议用许学士香茸丸。

鹿茸　杞子　沙苑　大茴香　麝香

久咳胁痛，不能左侧。病在肝，逆在肺，得之情志，难以骤驱。治法不当求肺，而当求肝。

阿胶　白芍　茯苓　丹皮　茜草　炙草　鲍鱼汤代水

肝脏失调，侵脾则痛，侮肺则干咳。病从内生，非外感客邪之比，是宜内和脏气，不当外夺卫气者也。但脉弱而数，形瘁色槁，上热下寒，根本已漓，恐难全愈，奈何？

当归建中汤

风气乘虚入于肾络，腰中痛，引背胁。宜寄生汤，补虚通络祛风。

生地　当归　黑豆　独活　怀药　杜仲　白蒺　炙草　桑寄生

肺之络会于耳中。肺受风火，久而不清，窍与络俱为之闭，所以鼻塞不闻香臭，耳聋、耳鸣不闻音声也。兹当清通肺气。

苍耳　薄荷　桔梗　连翘　辛夷　黄芩　山栀　杏仁　甘草
木通

风热久蓄脑髓，发为鼻渊，五年不愈。此壅疾也，则宜通，不通则不治。

犀角　苍耳　黄芩　杏仁　川芎　郁金

寒热后，邪走手少阴之脉，猝然不语，肩臂牵引不舒。宜以辛通之。

菖蒲　远志　甘草　木通　当归　丹皮　丹参　茯神

脾虚生湿，气为之滞，血为之不守。此与血热经多者不同。

焦术　泽泻　白芍　陈皮　炙草　茯苓　川芎　牛角腮灰

胎前病子肿，产后四日即大泄，泄已一笑而厥，不省人事，及厥回神清，而右胁前后痛满，至今三月余矣。形瘦，脉虚，食少，腹都满，足渐肿，小便不利。此脾病传心，心不受邪，即传之肝，肝受病而更传之脾也。此五脏相贼，与六腑食气水血成胀者不同，所以补攻递进，而绝无一效也。姑拟泄肝和脾法治之。

台术　木瓜　广皮　椒目　茯苓　白芍